por que como tanto?

Dr. Alfredo Halpern Dr. Adriano Segal

por que como tanto?

desabafos de uma compulsiva alimentar

3ª edição

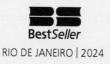

RIO DE JANEIRO | 2024

CIP-BRASIL. CATALOGAÇÃO NA FONTE
SINDICATO NACIONAL DOS EDITORES DE LIVROS, RJ

H184p   Halpern, Alfredo, 1941-
3ª ed.   Por que como tanto : desabafo de uma compulsiva alimentar /
         Halpern & Segal. – 3ª ed. – Rio de Janeiro : Best*Seller*, 2024.

         ISBN 978-85-7684-242-2

            1. Hábitos alimentares – Aspectos psicológicos. 2. Distúrbios
         alimentares – Aspectos psicológicos. 3. Comportamento compulsivo.
         4. Distúrbios alimentares. I. Segal, Adriano. II. Título.

12-9289.   CDD: 616.8526
                                            CDU: 616.33-008.4

Texto revisado segundo o Acordo Ortográfico da Língua Portuguesa de 1990.

Copyright © 2011 by Alfredo Halpern e Adriano Segal

NOTA DA EDITORA:
Esta obra foi lançada no ano de 2011 pela editora Best*Seller* sob o título
de O *estômago possuído*

Capa: Bruna Mello
Editoração eletrônica: Abreu's System

Todos os direitos reservados. Proibida a reprodução,
no todo ou em parte, sem autorização prévia por escrito da editora,
sejam quais forem os meios empregados.

Direitos exclusivos de publicação em língua portuguesa para o Brasil
reservados pela
EDITORA BEST SELLER LTDA.
Rua Argentina, 171, parte, São Cristóvão
Rio de Janeiro, RJ – 20921-380
que se reserva a propriedade literária desta tradução

Impresso no Brasil

ISBN 978-85-7684-242-2

Seja um leitor preferencial Record.
Cadastre-se e receba informações sobre nossos lançamentos e nossas
promoções.

Atendimento e venda direta ao leitor
sac@record.com.br

Dedicatória

A todas as pacientes, amigas e
mulheres que se chamam Simone.
Nenhuma delas é a Simone deste livro.

OS AUTORES

À Cintia, mulher, amiga, colega de profissão e musa
Aos meus filhos
A todos os pacientes que atendi e atendo,
que tanto me ensinam!

ALFREDO HALPERN

À Débora, por tudo mesmo e também
pelo trabalho de pesquisa
Às Anas (Cacau e Lulu), por passearem pelo escritório
enquanto eu escrevia
À minha mãe e ao meu pai (saudades dele), pelo rock'n'roll
Ao Capetto e à Bessie, por fazerem parte
À Yumê, que virou uma flor.

ADRIANO SEGAL

Sumário

Dedicatória   5

Introdução   9

1   Ela achou que estava curada   11

2   Meu nome é Simone   15

3   O problema principal   19

4   A infância e o início da adolescência   23

5   De 14 a 23 em 90: 14 aos 15 anos   29

6   Os 15 e o *début*   35

7   Os 15 anos, parte 2   47

8   Uma doença sem nome   55

9   16 anos, 61 quilos   59

10   Comer e vomitar   67

11   João Paulo   73

12   Encolhendo a cabeça pela primeira vez   79

13   Revivendo o passado   85

14	Dr. R. e Dra. D.	89
15	Saindo dos eixos e de um casamento	97
16	Começo	107
17	Meio	111
18	Fim	119

Posfácio 121

Visão de um psiquiatra 123

Visão de um endocrinologista 129

Posfácio 135

Leituras sugeridas 139

Sobre os autores 141

Introdução

Simone é uma personagem fictícia, mas representa milhões (sim, milhões) de pessoas. Simone tem uma alteração chamada transtorno da compulsão alimentar periódica (TCAP) manter letras maiúsculas ou negritar o nome, na qual a pessoa perde quase que completamente o controle sobre o que come. Isso a faz engordar, claro, além de fazer com que tenha permanente sensação de culpa e frustração.

Nós, os autores, em nosso estreito convívio como profissionais e amigos, conversamos muito sobre os problemas de inúmeros dos nossos pacientes com esse transtorno e chegamos à conclusão de que a maioria deles não tem consciência (ou não aceita) de que são portadores de uma doença. Doença sim, que obedece a muitos mecanismos (e não "basta apenas ter força de vontade para combatê-la", como pensa a maior parte das pessoas, incluindo-se aqui boa parte dos colegas médicos).

Também chegamos à conclusão de que o tema é muito pouco abordado na literatura leiga e que deveria ser conhecido, para o bem das Simones (ou equivalentes masculinos) que sofrem (e sofrem muito!) por terem o transtorno e saberem tão pouco sobre ele.

Resolvemos contar a saga de Simone com uma história narrada pela própria personagem, pois nos pareceu uma forma de revelar o mais intimamente possível o conflito de sentimentos e ideias que afetam um portador de TCAP.

Ao final da história de Simone, traçamos considerações (sob a perspectiva do endocrinologista e do psiquiatra) sobre a personagem, sobre a doença (ou doenças) e sobre o tratamento.

Ressaltamos que este não é um livro de autoajuda, mas acreditamos sinceramente que esta leitura pode ajudar muito às pessoas com o mesmo problema de Simone.

E que seus sentimentos, pensamentos e experiências sejam de bom proveito para todos.

Os autores

1

...

Ela achou que estava curada

Eu achei que estava curada.

Havia uns dois ou três meses que eu não sentia nenhum tipo de urgência diante das tentações. Quando eu as via, conseguia recusá-las sem problemas! A sensação de sucesso era maior porque não havia nenhuma muleta química para isso.

Mesmo durante os períodos de TPM (meu último médico de regime — provavelmente o vigésimo de uma longa lista de profissionais mais ou menos sérios, mais ou menos competentes — a chamou, todo empertigado na última consulta, de transtorno disfórico pré-menstrual), eu estava no controle!

Tranquila e confiante, conversei com meu namorado e com minhas amigas e decidi parar o remédio que estava usando. Eu tinha que parar de me apoiar em muletas químicas que só enriquecem a indústria farmacêutica.

Se não tomasse essa atitude, eu não conseguiria saber se o sucesso era meu ou do meu alterego medicado.

Para tudo na minha vida, minha força de vontade é, e sempre foi, suficiente.

Antes deste episódio (como disse, dois ou três meses, não sei ao certo), tive minha resposta: o sucesso era meu. Muletas são muletas e devem ser usadas apenas por quem precisa delas, o que não é o meu caso. Não eu!

Revendo este período de calmaria, à luz dos últimos acontecimentos, eu tenho que confessar que **sempre mantive a incômoda sensação de que ele (o demônio que vez por outra possui meu estômago) estava aqui, dormindo quietinho. Mas vivo!**

Porém, a "explicação" (que não explicava nada!) para tanta inquietação era simples para uma mente racional como a minha: o medo que eu sentia era um tipo de trauma, uma fantasia, um pesadelo. Eu estava no controle.

O que aconteceu nos últimos 15 minutos, eu não sei. Só sei que alguma coisa quebrou. Ou ressurgiu. Ou simplesmente acordou. A sensação de ser totalmente possuída não me é estranha. Convivi com ela nos últimos 15 anos, umas quatro vezes por semana em média (sei disso porque várias vezes precisei falar sobre a frequência dessas possessões).

Ok... Vou melhorar isso. Não é bem assim e eu vou tentar mentir o mínimo possível pra mim mesma.

Eu adoraria poder dizer que estou falando de uma **possessão** propriamente dita, em que minha personalidade sucumbiria a alguma entidade mais poderosa e nefanda, como aquela menina (Linda Blair, eu acho) num antigo filme de terror a que assisti na casa de meus pais, *O exorcista* (bem que eu gostaria de um para mim).

Mas não é assim. É só **um pouco** assim. E isso só piora as coisas.

Existe, sim, minha participação consciente e voluntária. Existe prazer, ao menos numa boa parte das vezes. E isso me deixa muito envergonhada e culpada.

Uma psicoterapeuta (tão boazinha... Qual era o nome dela mesmo?) me disse que isso era um pouco parecido com a sensação de culpa que algumas mulheres violentadas sentem. Eu sei que é completamente absurdo sentir essa culpa no caso de estupro. Mas, e no meu?

Talvez eu devesse começar a história do princípio, para tentar encontrar algum indício de erro no caminho. Talvez não...

Talvez eu nem devesse começar... Estou com uma preguiça terrível! Uma fraqueza, mesmo. Sempre fico assim, prostrada, depois de...

Não, vou tentar. Vou tentar, sim. Devo isso para mim mesma!

2

...

Meu nome é Simone

A verdade é que às vezes tenho a impressão de que eu talvez nem exista no que chamamos de realidade. Especialmente quando percebo que as coisas fogem do meu controle. Engraçado... Como eu **prezo** o conceito de *controle*! E como passei anos sem tê-lo!

De qualquer modo, tenho 33 anos, sou divorciada há cinco e venho de uma família sem grandes posses e sem grandes faltas materiais.

Minha mãe, uma das mulheres mais antiquadamente femininas, bonitas, vaidosas e *controladas* que conheço, quase a antítese completa do feminismo arquetípico, é fã da Simone de Beauvoir! Foi ela quem escolheu meu nome, claro. Nunca leu nada dela, mas gosta muito. Por quê? Não sei... Sempre tive dificuldade de entender (acompanhar?) completamente minha mãe.

Meu pai foi um advogado de boa clientela, mas nunca conseguiu/quis ser um dos expoentes da profissão. Sempre trabalhou muito. Minha antiga psicoterapeuta (qual é **mesmo** o nome dela?) sugeria, muito sutilmente, que ele não era tão presente, de acordo com os padrões dela. Nunca concordei completamente com isso, mas como ela era realmente muito boazinha, não fiquei brava...

Saí do casamento (é, fui **eu** quem saiu do casamento!) porque meu ex-marido, João Paulo, tinha certa queda pela poligamia e eu não estava nem um pouco feliz com isso. Não tivemos filhos, apesar de nunca termos evitado e de meu ex-marido já ter tido dois filhos no seu segundo casamento que, me disseram, são a cara dele (coitados).

Não tenho religião e, na maior parte do tempo, sou ateia. Mas essa não é ainda uma questão definida: às vezes acho que acredito em alguma força maior, especialmente quando estou desesperada.

Formei-me em engenharia civil numa faculdade muito conceituada aqui em minha cidade, mas optei por administrar as duas franquias de meus pais, que estão cada vez menos interessados em passar horas trabalhando nos shoppings.

Se você mora aqui, certamente já me viu num dos shoppings. O engraçado é que você não saberá...

Sou razoavelmente bonita e razoavelmente inteligente. Dizem que sou bem-humorada, não sei. Mas sei que sou gorda: tenho 70 quilos distribuídos em 1,61 metro de altura. Até dois ou três meses atrás eram 85 quilos...

Eu sei fazer contas, sou engenheira! Meu índice de massa corporal, o famoso IMC, é alto! Mas ele é **apenas um número**, não tem qualquer valor! Droga! Eu queria é ter um IMC de 19!

Não tenho doenças clínicas, só o colesterol ruim meio alto e a glicemia perto do limite superior.

Meus hobbies são livros (ficção policial e biografias) e uma coleção de artigos de papelaria que faço desde os 12 anos. Envelopes, papel de carta, borrachas, canetas, lapiseiras... Só tenho coragem de falar dessa coleção porque você nunca saberá quem sou eu. Sei perfeitamente que parece meio estranho, regredido. Deve ser, mas é problema meu e isso não é da sua conta. Desculpe-me pela franqueza.

Estou com meu namorado há seis meses. O Cláudio adora esportes radicais, e temo que o relacionamento acabe se não o acompanhar. Nesse período, comecei a praticar um pouco dessas atividades. (Só um pouco, porque, francamente, não vejo muita graça em descer cachoeiras numa cordinha, nem em me pendurar numa pipa gigante e pular precipício abaixo. Talvez uma caminhada. Mas ele diz que isso é pouco pra ele. Às vezes, sinto que ele não está falando *só* das caminhadas.)

Cláudio não tem qualquer vício, só toma alguns complementos alimentares com umas pílulas que garante não serem anabolizantes, e é completamente contra medicamentos alopáticos.

Tenho uma vida bastante boa, no geral. Trabalho, me divirto, choro, brigo, tenho boas amigas (que resgatei depois do fim do meu casamento), alguns bons amigos, uma irmã mais velha (35 anos) que mora em uma cidade do Canadá com a filha, onde dá aulas de português (ela também se separou).

Tenho também um irmão mais novo (31 anos), a quem meus pais chamam de "o bon-vivant da família" (belo eufemismo...) e que não faz merda nenhuma (desculpe-me, mas é que falar nele me deixa completamente descontrolada)! Adivinha quem vai ter que sustentar o bonitinho no futuro?

Como disse, apenas estou bem gorda. E acho que esse é meu principal problema, que já me causou depressão e outros dissabores. É o que eu acho, pelo menos...

3

...

O problema principal

Antes de começar esta parte, pensei muito, pois fiquei com medo de parecer piegas e previsível.

Afinal, por que alguém se interessaria por um monte de lamúrias repetitivas (sinais e sintomas, segundo um de meus antigos médicos, aquele professor universitário simpático)?

Mas não tem jeito de não ser repetitivo, se você tem um problema que um monte de pessoas também tem (fato que confirmei, um pouco aliviada, depois de muitos médicos, da internet e de suas infinitas comunidades).

Não tive nenhum **grande** trauma, nenhuma **grande** frustração que eu pudesse relacionar causalmente ao problema de que vou falar por aqui. Com exceção do meu problema propriamente dito e suas consequências. Mas será que um problema pode ser considerado causa dele mesmo? Acho que não. Ou pode?

Meu problema principal (acho que é este... talvez seja pretensão minha) se divide em dois aspectos interligados, mas independentes: **sou** gorda, como já disse, mas sou também **compulsiva** por comida. É isso mesmo que você entendeu: tenho comer compulsivo ou, como os profissionais dizem, tenho transtorno da compulsão alimentar periódica (TCAP, uma tradução para *binge eating disorder* que, por algum motivo, achei engraçada desde a primeira vez que um psiquiatra de barba branquíssima, e que lembrava um ovo frito, me falou dele).

Por muito tempo, pensei que as duas coisas eram uma só, mas não eram. Descobri que há gordos não compulsivos (a maioria, veja você!) e compulsivos não gordos (como conseguem?).

De qualquer maneira, no meu caso, a gordura e a compulsão estavam juntas. Eu era/sou uma gorda (pois é, perdi uns 15 quilos nos últimos dois ou três meses) que (tinha um estômago que?) comia desbragadamente. Eu (meu estômago?) atacava a comida e a comida (meu estômago?) me vencia umas quatro vezes por semana. Tudo no passado, caras amigas!

Tudo no passado até uns 20 minutos atrás. Agora, parece que tudo voltou, que o demônio no estômago acordou... E, droga, eu **sei** que os 15 (ou 30?) quilos começaram a voltar.

Acho importante dizer que, no meu caso, as duas coisas (obesidade e compulsão) não começaram juntas: sempre fui gordinha, desde pequena. Acho que puxei isso dos meus dois pais: a família dos dois tem pessoas que realmente prezam os prazeres da mesa acima de qualquer coisa.

Meu pai, um senhor bem "forte" (hahaha, de onde será que vem **esse** outro eufemismo familiar? Do tempo em que ser magro era sinônimo de doença?), se contenta em controlar o diabetes, a hipertensão e o colesterol com remédios (igualzinho aos seus dois irmãos mais velhos). Sedentário e gourmet convicto, era o orgulho dos pais enquanto eles eram vivos e se nega a mudar seus hábitos. Ainda bem que parou de fumar há uns oito anos. Pelo menos isso.

Minha mãe é a ovelha negra (magra?) da família. Nem sua gêmea idêntica escapou do excesso de peso. Por isso, essa minha tia me entende muito mais que minha mãe. E é curioso ver dois rostos iguais com expressões e marcas tão distintas.

Bom, nessa minha *egotrip*, vou tentar fazer um apanhado de todas as coisas por que passei. Não sei se vou conseguir, mas, pelo menos, vou contar as que devem ser as principais, seguindo simplesmente o critério "coisas de que Simone se lembra e acham principais".

Espero que ajude você, mas, francamente, faço isso para tentar me ajudar, em primeiro lugar.

4

•••

A infância e o início da adolescência

Não tenho a pretensão de justificar qualquer um dos meus problemas com alguma vivência do passado. Na verdade, só estou tentando fazer uma lista de eventos relacionados entre si pela dupla peso-compulsão. Não espero explicações simples para problemas complexos. E duvido que meu problema seja exceção.

A primeira vez que me levaram a uma endocrinologista por causa de peso, eu estava gordinha e tinha 5 anos (claro que quem me levou foi minha mãe, sob protestos do meu pai que me pareceram bastante incisivos à época.

Não me lembro muito bem dessas consultas, mas me recordo de ter ouvido algo como "tireoide preguiçosa" quando estava de calcinha numa balança (não sei quanto eu estava pesando, mas parecia que eram centenas de quilos, a julgar pela cara da médica e da minha mãe).

E me lembro com uma clareza dolorida de torradas de pão de glúten e da ricota que tinha que comer no café da manhã. Só recentemente fiz as pazes com a ricota. Com as torradas, qualquer trégua seria muito para mim: eu não só abominava o sabor como também não podia comer uma quantidade que matasse minha fome! A combinação desses dois fatores criou uma sensação que me deixava zonza e que hoje chamo de paradoxal: depois de uns dias, eu queria muito comer uma coisa que eu não queria comer de jeito nenhum!

Minha antiga psicoterapeuta boazinha (Débora? Denise? Dinorah? Dora?) diria:

— Mas isso é muito parecido com alguns dos seus episódios de comilança, quando você ingere coisas de que não gosta ou que não quer comer, não acha?

Não, não acho. Mas, de qualquer modo, não me pergunte, Dra. D.! Responda-me, por favor!

Antes da endocrinologista, as lembranças são bem pouco claras, como seria de se esperar, mas há um inequívoco clima de irrestrita indulgência alimentar nos flashes dessa época. Junto com rostos mais sorridentes, com certeza...

Do período das torradas-de-glúten-com-ricota, me lembro bem de pegar as bolachas recheadas do meu irmão mais novo e de obrigá-lo a não contar para ninguém. Obrigá-lo, não. Eu negociava: fazia a lição de casa dele (umas colagens bem bobinhas) em troca da guloseima.

É claro que o tiro acabou saindo pela culatra: meus pais descobriam, eu continuava sendo obrigada a fazer regime e ele, além de não precisar de dieta, era papari-cado como forma de prêmio. Mas por que o prêmio se eu já havia "pago" pelos biscoitos?

Eu acreditava que os meus subornos eram um grande negócio. Tanto que, ao mesmo tempo, passei a trocar lápis e canetas por lanches dos meus coleguinhas na escola.

Aos 8 anos, não sei bem por que, eu estava magra, mas mesmo assim vivia sendo criticada pela minha mãe que, nessa época, estava **extremamente magra** e irritada. Eu achava que ela estava assim por causa das constantes dores de dente que ela teve durante esse período e das quais se queixava para todo o mundo. Bem mais tarde descobri que, indiretamente, eu estava certa. Só que as dores de dente não eram a causa e sim a consequência do problema dela. Vou falar disso, mas não agora.

Esse meu período de magreza não durou muito. Se tivesse durado, talvez não estivéssemos aqui.

Olha, nutro uma fantasia de desagravo com relação a isso, apesar de ter quase certeza de que é só uma fantasia mesmo, mas aí vai. O que teria me feito sair do equilíbrio e do autocontrole que tinha atingido nessa fase da minha vida (engraçado eu cobrar isso de uma menina daquela idade) teria sido a cirurgia para tirar as amígdalas, aos 9 anos. Os sorvetes passaram a ser não só liberados, mas estimulados! Claro, muito mais pelo meu pai do que por minha mãe, mas mesmo ela parecia não se opor a isso.

Minha mãe só não se opunha quanto a isso, pois me lembro bem das brigas homéricas entre ela e meu pai. O tema era, pasmem, a comida do dia a dia. Nessa época, meu pai chegou a sair de casa por algumas semanas. Tenho a sensação de que queria me levar com ele, mas não o fez.

Com o sorvete liberado, meu peso aumentou bem mais do que minha altura.

Dos 9 anos até a minha primeira menstruação, aos 13, eu poderia perfeitamente ter sido a pessoa em que se basearam para criar a expressão "efeito sanfona"!

A qualidade da minha relação com minha mãe era igualmente oscilante. E inversamente proporcional ao meu peso: pouco peso estava associado a muito afeto. Não preciso dizer a que estava associado o peso alto, mas vou dizer, porque se não, pode parecer que fui vítima de violência física. Não fui. Mas tenho certeza de que teria preferido broncas e xingamentos, e quase certeza de que surras teriam tido o mesmo efeito sobre mim.

O ganho de peso provocava aquela expressão na minha mãe, a que chamei de "cara-de-boneco-de-cera": era uma expressão em que eu lia uma mistura de decepção, culpa (do tipo "onde foi que eu errei?"), pena e uma tentativa de parecer compreensiva. Essa confusão de sentimentos e seu rosto tão anguloso a deixava com um olhar curioso e amedrontadoramente vazio. Como eu odiava essa cara-de-boneco-de-cera! Quanto mais olhava para ela, mais deformada e horrível ela ficava (como quando nos olhamos fixamente num espelho). Como **eu morria de medo** dessa cara-de-boneco-de-cera!

Foi aí que comecei a fantasiar que meu estômago ou era uma criatura independente ou estava possuído. Não era possível existir um controle além do meu e mais forte! Como não seria possível, se parecia haver? Afinal, eu queria emagrecer e **eu** não conseguia controlar isso, que parecia tão simples!

Quando contei que tive essas fantasias pra Dra. D. (definitivamente não era Dinorah. Por que não me lembro do nome? Não faz tanto tempo assim...), ela nem conseguiu disfarçar direito a preocupação (a tal da linguagem corporal... ela só faltou pular na poltrona bergère dela). Depois de esclarecer que eu não **acreditava** nessas fantasias, que isso era um tipo de metáfora, ela me insinuou que teve medo de que eu estivesse apresentando um quadro psicótico: "o que poderia falar a favor de transtorno bipolar do humor (vou chamar de TBH, ok?) de início precoce blá-blá-blá" (de verdade, **hoje** sei que não acredito, mas naquela época...).

Mais ou menos com 10 anos, fiz uma descoberta importante: gordos não são bem-vistos. Não era só minha mãe que não gostava de gordos (apesar de mim, meus irmãos, meu pai e toda a família dela). Ninguém gosta de gordo! Nem os próprios gordos! Pode tentar colocar isso de forma mais eufemística, pode tentar dourar a pílula, pode tentar achar exceções. Você vai ser bem-sucedido em todas essas tentativas! Mas não vai mudar a regra...

Não gosto dessas amenizações. A Dra. D. sempre questionava essa atitude, não pela atitude em si, mas sim pelo fato de essa postura ser muito mais frequente quando o foco era eu mesma. Com os outros, eu era bem mais piedosa.

Minhas amigas começavam os primeiros namorinhos.

Minhas amigas. Porque eu rechaçava qualquer aproximação com o sexo oposto por dois motivos (que me parecem estranhamente anacrônicos agora): o primeiro, porque tinha raiva do fato de os meninos só se aproximarem quando eu estava mais magra (pensando bem, isso nunca foi um fato, mas sempre vivenciei como se fosse, eu achava que sabia o que eles pensavam) e o segundo (acho que o principal), eu **morria de medo** de engordar durante o namoro! Forçando um pouco, eu acho que ver a cara-de-boneco-de-cera em qualquer lugar que não no rosto da minha mãe (nessa época, cada vez mais magro) seria intolerável para mim. Ainda mais se fosse no rosto de um namoradinho... Preferiria morrer!

Quando fiz 14 anos, minha autoestima conseguia ser muito pior do que a de todas as minhas colegas (ao menos, eu achava isso, talvez porque não houvesse tantas crianças gordinhas 19 anos atrás) não só pelo fato de, quando adolescentes, sermos bem desengonçados, mas também porque, no meu caso, havia uma fonte extra de inconstância de configuração: meu peso era incrivelmente oscilante. Eu não era só uma patinha feia. Eu era uma patinha feia às vezes gorda, às vezes magra, uma patinha feia e elástica!

Bem, ao mesmo tempo (e talvez por isso mesmo), meu périplo em busca da cura teve início, pois só a partir daqui considero que comecei a participar, sendo mais ou menos quem sou até hoje.

5

···

De 14 a 23 em 90:
14 aos 15 anos

Como eu disse, aos 14 anos, minha autoestima estava abaixo de zero, meu peso subia 3 quilos, descia 1 e, aí, subia mais 3. Como também já disse, comecei a achar que meu estômago era autônomo, no início quase que como uma piada. No início.

Nessa fase, contudo, não havia ainda a compulsão: eu comia muito, mas ainda sem a urgência desesperada que uma amiga, uns dois anos atrás, apelidou de "pressa do fim do mundo". *Que comparação*, pensei quando ela falou. Que comparação... boa!

Já havia superado a novidade da menstruação. Isso feito, uma coisa me encafifava: por que minha mãe nunca menstruava? Claro que já sabia que isso poderia ser um sinal de que outro irmão estaria a caminho (as conversas no banheiro da escola, entre um cigarro e outro que algumas das minhas amigas fumavam, eram **muito** instrutivas e ilustrativas... Gráficas mesmo, se você me entende). Quando falei com minha mãe sobre isso, ela ficou tão absolutamente transtornada que acabei levando a única surra de que tenho lembrança.

Ao escrever sobre essas conversas no banheiro, lembrei-me de ter ficado com muito medo e inveja quando Lúcia, uma das minhas amigas, nos contou que havia avançado o sinal com o namoradinho.

Hoje, Lúcia é jornalista de fofocas — bem famosa, por sinal — e, já na época, tinha especial talento para contar histórias, transformando um tema relativamente árido em uma história interessante. Ela conseguiu nos manter atentas enquanto fumava seus cigarros, cheia de fatalidade, sem contar absolutamente nada sobre esse avanço de sinal, apesar de ter falado por umas 2 horas, ou assim nos pareceu. Claro que não foi por tanto tempo assim! Ninguém na escola saiu nos procurando. Deve ter sido só a meia hora do recreio. Mas, uau, a partir desse dia, ela virou a líder da turma (pouco depois, como você vai ver, eu soube que provavelmente nada tinha acontecido entre ela e o namorado).

Por que estou falando da Lúcia? Acho que porque ela era magra... Não era muito bonita, não era excelente aluna... Mas era MAGRA! Sempre! E parece que comia o que queria... Que inveja ela me dava!

Deixe-me abrir um parêntese: acabei de me lembrar de uma tira da Maitena, em que se conclui que a única coisa mais importante do que ser magra é não ter celulite... Pois eu não concordo! De qualquer modo, para quem não conhece a Maitena, recomendo.... Fecha parêntese!

Claro que havia outras meninas mais magras do que eu, mas a postura da Lúcia (para economizar tempo vou chamá-la de L., daqui por diante) teve muita influência nessa fase da minha vida: era alguém em quem eu podia me espelhar apesar da sua magreza (ou por causa dela, sei lá). Em pouco tempo, passei a imitá-la: roupas (dois números acima do dela, na maior parte do tempo), cigarros, namorados mais velhos (engraçado como adotando a postura dela, os medos que sentia em relação às reações dos homens ficavam como que em uma realidade suspensa; é bem mais fácil fingir que é outra pessoa) e dietas! Sim, descobri que L. fazia dietas! Completamente erradas: ela simplesmente passava um dia comendo um único tipo de bombom, no outro só comia um tipo de salgado, no outro, só um tipo de fruta. Um tipo de comida e em quantidades miseráveis. Mas era isso que dava a impressão de que ela comia o que queria e de que estava no controle.

Esses detalhes nutricionais não importavam, claro. Como parecem não importar para uma multidão de consumidoras das dietas da moda. Para mim, o importante era que eu conseguia sempre fazer a dieta quando estávamos juntas!

E quando chegava em casa, o demônio gástrico (prefiro esse adjetivo, a mim soa bem melhor do que estomacal) ficava excitado e gritava por comida raivosamente. Mas na minha casa **não tinha** comida! Ponto pra você, mamãe! Só uma variedade de saladas anódinas e carnes anêmicas completamente desprovidas de apelo gastronômico! Era quase uma reprise das torradas-de-glúten-com-ricota, só que, desta vez, eu não precisava comer, porque havia perdido bastante peso e ninguém em casa (leia-se, minha mãe) me perturbava! Na verdade, ela parecia gostar muito do fato de eu não comer! E eu... Bom, eu certamente ficava livre da cara-de-boneco-de-cera!

Logo antes de meu décimo quinto aniversário, eu havia perdido bastante peso, como já disse. E também, minha virgindade. De uma maneira tão pouco especial e com tão pouca informação além daquelas que vinham das conversas e revistas dos banheiros que nem vale a pena um aprofundamento.

O único que vou me permitir é que eu acho que transar melhorava minha perturbada autoestima. Não pelo sexo em si, mas pelo modo promíscuo com que passei a fazer isso logo depois da primeira vez. Todos os garotos me cortejavam; eu era o mato do qual saíam cachorros.

Por isso, não posso dizer que tenha sido exclusivamente por causa do exemplo de L. Nem na época achei isso, já sabia que era algo **meu**.

Mas, quando soube que seus pais a transfeririam de escola por ela ter se **queixado** de um rapaz (seu namorado, o galã das sessões de fumaça do toalete, aquele com quem ela alegava ter transado de modo consensual) que teria tentado "avançar o sinal" (isso, a mesmíssima expressão!), me senti traída e abandonada.

O que você acha disso, Dra. D.? Alguma ideia? Alguma confusão entre as figuras de L. e de minha mãe? Não... Você jamais teria feito uma interpretação como essa, eu sei...! Como **era** mesmo o nome dela? Di... Da...

Soubemos que seus pais a levaram a um ginecologista e parece que ele garantiu não ter havido qualquer "infração de trânsito". Como minha situação era diferente, me comportei como um anjo em casa. Porque estava apavorada, achando que meus pais, por algum tipo de telepatia ou clarividência (não tenho certeza se na época eu usaria esses termos como metáfora), pudessem ter a mesma ideia. Não tiveram e meu segredo estava a salvo.

Só não entendia porque, apesar de não estar gorda, às vezes eu via minha mãe com aquela cara-de-boneco-de-cera. Talvez eu estivesse muito compenetrada no meu papel de anjo e minha mãe percebesse algo estranho nessa bonança. Talvez porque ela estivesse preocupada com outros problemas (os dela, por exemplo. Só que eu não sabia deles na época.).

Com a transferência de L., ele (isso, **ele**, o vilão desta história), que antes gritava forte, mas em vão, continuou gritando forte. Só que agora o caminho estava novamente livre para seus intentos. O demônio gástrico estava livre! E faminto, se você me permite este trocadilho.

Dois meses depois do meu décimo quinto aniversário, estava pesando o que estou pesando hoje! E estava com um invejável currículo de "namorados" (mais um eufemismo, só que agora para mim) em franca expansão. Eu era bem popular e gostava disso.

Ia terminar esta parte aqui, mas me lembrei de uma coisa: nesse período, comecei também minha coleção de itens de papelaria... Lembro de ter gastado muito dinheiro em uma tarde no shopping. Muito dinheiro. Muitas compulsões, Dra. D.? TBH, blá-blá-blá?

6

...

Os 15 e o *début*

Meus pais ficaram alarmados. E não era para menos: 70 quilos aos 15 anos não parecia muito bom, ainda mais ao se considerar que eu era uns 4 centímetros mais baixa naquela época do que sou hoje. Marcaram consulta com um endocrinologista.

Quando vi o prédio, comecei a chorar. Minutos depois estava esbravejando, de um modo que eu mesma com certeza não aprovaria. Mas, entenda, parecia que o estômago se expandira e se transformara em mim... E ele imediatamente identificou o que eu acabara de perceber poucos milissegundos antes.

Não era um endocrinologista qualquer! Era a mesma megera torradas-de-glúten-com-ricota. Só que não me avisaram, claro (10 anos depois e mesmo assim o horror estava bem vivo...).

Meus pais optaram por ignorar minha performance (parabéns, papai e mamãe...) e subimos assim mesmo, comigo gritando. Não lembro qual era o andar, mas dentro daquele elevador horroroso forrado de fórmica do tom mais repulsivo e surrealista de azul-claro que já tinha visto, comecei a achar que era o milésimo nono.

Na sala de espera, apinhada de revistas que me pareciam ter mais idade do que a médica, e decorada com móveis tubulares pretos bastante desgastados e medonhos, esperamos pela consulta por outra eternidade (hoje, tenho que ser honesta: ela era pontual, nós é que chegamos cedo). Havia também reproduções de quadros de gordinhas e gordinhos fazendo coisas diversas. Na época eu não sabia, mas eram quadros de um pintor chamado Botero. Botero? Quanta originalidade... Ok, estou sendo injusta: hoje é lugar-comum esses quadros em consultórios de emagrecer. Na época, acho que não.

Lembro que, tanto no elevador quanto na sala de espera, eu me perguntava o porquê de não termos dinheiro suficiente para frequentar consultórios mais elegantes...

Ao entrarmos na sala dela, a primeira coisa que eu disse foi uma incrivelmente sonora e grosseira frase para indicar o que ela deveria fazer com suas torradas. Tenho certeza de três coisas: de que ela deve ter levado alguns segundos para ligar **A** com **B,** de que meus pais não aprovavam meninas falarem **qualquer** palavrão, e de que não sabiam que eu falava coisas como aquela com tamanha desenvoltura. E, em seguida, disse que não faria regime comendo as mesmas porcarias (não foi esse exatamente o termo) de 10 anos atrás.

A reação dela foi curiosa: ela sorriu!

Sorriu... Você acredita?

E começou a fazer um inventário do que eu gostava de comer. E me tratava com um reconhecimento de minha individualidade completamente inédito para mim (era parecido com o modo com que meu pai me tratava, mas com a diferença de ser mais assertivo e menos complacente). Eu tinha 5 anos na primeira vez que a vi e os adultos não levam muito em conta o que uma criança quer.

Desta vez, a postura dela era um bálsamo: nunca ninguém me tratara assim! Sem agressão, sem colo, com responsabilidade e me olhando nos olhos. Pela primeira vez em minha vida, me senti respeitada.

Infelizmente, a dieta que ela me passou não tinha muita relação com o inventário que ela fez, mas me pareceu muito legal, pois eu poderia comer de tudo (cadê as entrelinhas do contrato? Milagre não existe!) e à vontade: bacon, torresmos, ovos, qualquer carne, os queijos mais saborosos! À vontade! Nada de ricotinha e torradinhas... Só precisava me manter afastada de frutas, doces, pães e massas. Esses alimentos, além de não serem permitidos, poderiam ser prejudiciais. Não entendi nada, mas não parecia **tão** difícil...

Só entendi o que esse regime do Dr. Atkins significava na prática uns sete dias depois, quando todas as delícias gordurosas se transformaram em coisas **repulsivas** e **nauseabundas**: não adiantava poder comer 30 ovos! Eu queria **só um** desde que pudesse comer com um pedacinho de pão! Acho que essa é a principal razão pela qual esse tipo de regime com pouquíssimos carboidratos funciona: ninguém consegue comer muito (depois li que alguns endocrinologistas não gostam muito dele não só porque as pessoas não conseguem fazer, mas também por ser desbalanceado).

Não aguentei a primeira fase da dieta e abandonei o esquema antes de passar para as seguintes. A médica chamou meus pais e discutiu a possibilidade do uso de medicamentos para auxiliar na perda de peso (acho que ela se lembrou do palavrão que inaugurou nosso reencontro e nem quis tentar propor outro regime).

Estávamos em 1992. Os únicos medicamentos disponíveis eram fenfluramina e anfetaminas (depois descobri que esse termo não é 100% preciso, mas aqui não é o local de discutir isso). Não sei por que, mas ela escolheu um remédio do segundo grupo: femproporex.

Meu pai foi quase rude com a médica ao se negar a autorizar a medicação. Ela argumentou. Minha mãe, fingindo ouvir o que ele dizia, mas obviamente ignorando palavra por palavra, topou o argumento da doutora. Meu pai resmungou. Se você não sabe o que é o efeito Doppler, aqui vai — é aquele som produzido quando um carro se aproxima veloz, passa por você, some e conforme ele se afasta: vuuuUUUUuuum. Foi assim o resmungo do meu pai: eunãoachOQUEPRECISAMASSEasenhoraachaeu...

Aproveitando-se do efeito Doppler, minha mãe interveio energicamente e venceu (eu posso quase jurar que vi a cara-de-boneco-de-cera olhando para o meu pai, intuí que ele também era vitimizado por ela, mas, como foi muito rápido, só gravei uma impressão).

Três dias depois, a farmácia entregou a fórmula (sim, porque além do femproporex a médica mandou colocar mais alguns medicamentos) e comecei a usá-la duas vezes por dia.

Nos quatro dias que se seguiram, não senti qualquer diferença, a não ser por certa dificuldade para dormir à noite e pelo aumento de sonolência durante o dia.

No quinto dia, senti que meu estômago havia sido vencido. Ele estava quietinho! Só isso já seria um excepcional motivo para eu me sentir muito feliz.

Mas não foi só isso. Senti que eu era a Mulher Maravilha! Qual era a identidade secreta dela?

(Diana Prince, é claro! O nome da terapeuta é **Diana**! Mas gostei de "Dra. D." Vou continuar usando.)

Com exceção do aumento da quantidade de urina e de fezes, que trazia alguns limites para mim, eu me sentia extremamente bem e capaz.

Extremamente!

Como eu percebia que estava meio alterada e mais, que o efeito daquelas cápsulas sobre a comida era sensacional (eu/ele não queríamos mais comida!), tentei disfarçar de meus pais essa felicidade extrema: ouvi muito bem a médica dizer que algumas pessoas poderiam ficar aceleradas e que isso não era bom (cá entre nós, é bem difícil de convencer uma adolescente obesa — ou quase qualquer um — de que se sentir bem demais e ficar magra demais poderiam ser sinais ruins). Passei, então, a fingir que dormia normalmente e, assim que toda a casa apagasse, tentava ler alguma coisa. Tentava, pois nem sempre era possível.

Graças à adolescência, meu estratagema foi eficaz por uns bons quatro meses, quando perdi mais de 15 quilos: todas as alterações comportamentais eram entendidas como sendo "da idade".

O que me delatou não foi nem minha excitabilidade, nem o fato de eu começar a gastar minha mesada inteira no dia em que a recebia e nem o fato de trocar mais rapidamente de namorados (inclusive, essa parte, eles nem poderiam perceber, mesmo).

Veja só que prosaico: o que me delatou foi **o inverno!**

Fazia um frio intenso. Acho que foi num sábado ou domingo, pois meus pais estavam em casa à tarde, que meu segredo começou a ser revelado. Bom, **um** de meus **dois** grandes segredos...

Como disse, estava bem frio. E eu estava em casa, vendo uma bobagem qualquer na televisão. De camiseta regata... Eu estava bem vermelha. Suando em bicas. Parecia que tinha corrido a São Silvestre. Eu nem estava tão acelerada (eu me controlava bem)... Mas meus pais acharam aquele visual de "esportista extenuada no verão" estranho. "Aposto que é da fórmula de emagrecer", meu pai falou. Minha mãe ia responder, mas se conteve.

Voltamos rápido para o elevador de fórmica azul-claro; um encaixe foi feito sem muita dificuldade já na segunda-feira.

A médica explicou que a vermelhidão (rubor, que poético, me senti uma ninfa) e a intolerância ao calor eram por causa de um hormônio que ela tinha colocado na fórmula. Depois, descobri que era o T3, a forma mais atuante de hormônio de tiroide (voltaria a me encontrar com ele algumas vezes...). Ela falou da sonolência ser por causa do calmante, do aumento das evacuações ser por causa de um laxante leve e natural e da urina aumentada, ser por conta de um diurético leve e natural (repetitivo, não?).

Mas não foi só isso que ela fez.

Ela me olhou de um modo que dizia claramente "eu sei que você está fora do seu normal, sua malandrinha".

Fiquei observando enquanto ela fazia uma nova fórmula (seu cenho denotava preocupação. Ou seria culpa?) para que aviássemos na melhor farmácia da cidade.

Isso só não aconteceu porque meu pai esperou a consulta acabar e, já no elevador, gritou com minha mãe, acusando-a de ser a culpada de tudo e dizendo que não aguentava mais este tipo de situação, que ela precisava mudar, que ela estava exagerando e que teríamos de tomar café da manhã aquele dia... Senti que entrava num tipo de transe... Eu não estava entendendo nada!

Não só pela **grande** dificuldade de focar a atenção ("é a adolescência", hahaha, adolescência em cápsulas aviadas, hahaha), mas também pelo relativo ineditismo de meu pai se impor sobre a minha mãe (e ainda mais em ambiente público; isso realmente foi surpreendente!) e por expressões como *hipertireoidismo* e *hipotireoidismo rebote* (a médica provavelmente usou essas expressões na sala: acho que não ouvi, mas se ouvi, não entendi e acho que meu pai também não). Ele ficava repetindo isso no elevador, falando que todos os remédios de regime eram bombas e que tudo isso era absurdo. *Ele parecia não conseguir (ou não querer) parar de gritar...*

A toda a minha estupefação (que, acredite, não era pouca. Eu não conseguia coordenar meu olhar, parecia estar numa partida de tênis em que minha cabeça sempre virava na direção do jogador que **acabara** de bater na bola, dando uma sensação vertiginosa de atraso de 1 segundo) juntou-se o medo. E, depois, a certeza de que meu pai sairia novamente de casa (e, dessa vez, talvez pra sempre).

Chegamos em casa e eu nem notei o caminho, mas achei que meu pai guiara muito mais rápido e perigosamente do que era habitual. Clima de pesadelo seria uma descrição precisa!

Meu pai voou até o quarto, gritando *hipotireoidismo* como um louco e, quase que imediatamente, estava na porta de casa com uma mala média, dizendo que iria ficar num hotel até que o divórcio fosse concluído. "Venho buscar o resto das minhas coisas amanhã! Eu quero viver em paz e quero uma refeição boa, BOA! **Sem que você fale em como devemos fazer para não engordar!** *Hipotireoidismo!!!!* Se você quer matá-la, faça isso sozinha! *Hipotireoidismo!!!!*" ele gritava, circularmente.

Minha mãe, então, se jogou no chão, chorando e apontando para mim desvairadamente, dizendo que eu era quem devia ir embora, que ela sempre soube que eu daria problemas e que eu era uma vagabunda gorda. Meu pai levantou o braço direito, mas interrompeu o movimento a tempo, antes do que prometia ser a maior bofetada da história da humanidade. Seus berros, contudo, continuavam e minha mãe começou a chorar e a rir histericamente enquanto continuava a me acusar de ser a vagabunda culpada por tudo aquilo! "Vagabunda GORDAAAAA!!!!!" Por que ela me chamava de vagabunda?

Eu não conseguia focar minha atenção, mas via de relance minha mãe estatelada no chão. Eu queria muito fugir de lá, queria encontrar minhas amigas, meus cigarros e meu namorado da vez. Mas sabia que não eram ideias brilhantes, nenhuma delas. De qualquer modo, não faria nada: me sentia paralisada, sem chão. Como um furacão, a ideia de que minha família ruíra por causa de um regime voava pela minha consciência. Por causa de um estômago (curiosa e covardemente quieto, naquele momento).

Era a vez de a minha mãe estar vermelha e molhada (não só pelo suor abundante que transformara seus cabelos louros numa pasta repulsiva de pelos, mas também pelas lágrimas que borravam seu rímel, criando uma máscara horrorosa em torno de seus olhos). Ela parecia estar convulsionando no chão quando vi seus olhos. Seus olhos! Eram como bolas de gude gigantes deformando a velha expressão de boneco de cera (ele de novo) e estavam quase saltando de suas órbitas, pois pareciam não estar ajustados às mesmas. Isso e sua magreza produziam um efeito sensorial indescritível... Comecei a chorar, baixo no início e mais alto depois, paralisada e tremendo ao mesmo tempo.

Mas o pior para mim veio em seguida. Depois do que ouvi na sequência, achei que meu coração tinha acabado de decidir que já tinha batido demais na vida e ia descansar pelo resto da eternidade.

Com surpresa e terror, olhei para ela quando começou a enumerar, um por um, os nomes dos "namorados" com que tive relações sexuais e a dizer **onde** elas aconteceram e como foram (como ela poderia saber?), intercalando entre cada um dos dez ou 11 nomes, uma pergunta medonha, completamente incongruente com o jeito feminino antiquado de minha mãe, que já havia descrito: "Como que você consegue tanto homem assim pra trepar, hein, sua puta gorda?".

Trepar?!

Puta gorda?!

Gorda!

gorda!

Acordei do transe imediatamente. Definitivamente, não gosto da palavra "gorda", mas pelo menos ela me fez acordar. Por isso, naquele dia, gostei um pouco dela.

As coisas só foram clareando com o passar dos segundos, como costuma acontecer quando acordamos de um sonho intenso.

Suando e tremendo muito (claro), ainda no carro, me certifiquei de que, apesar de ainda estarem conversando sobre a minha tireoide e sobre o meu tratamento, eles não estavam mais brigando e muito menos separados. Ninguém chorando, ninguém deformado. Ninguém sequer havia chegado em casa! Meu pai estava com sua habitual placidez e minha mãe até arriscava algumas contra-argumentações. Respirei aliviada e senti uma imensa vontade de abraçar meus pais e pedir desculpas por algo que não sabia direito o quê. Queria também implorar para que não brigassem por minha causa.

Não fiz nada disso, pois ainda estava em pânico. Tinha sido muito mais real do que qualquer pesadelo.

Possivelmente tudo, inclusive o pânico que sentia naquela hora, fosse efeito da fórmula e/ou das noites sem dormir.

Apesar de estar muito preocupada com a ameaça irreal de não ser por conta da fórmula, neste momento, eu soube que teria que parar com os remédios.

Soube que teria que mudar muitas coisas na minha vida, que começava de modo tão acidentado. Soube que iria engordar sem os remédios (desejava que fosse um pouco menos de peso e um pouco mais demorado do que acabou sendo).

Só não soube o que iria me acontecer depois.

Chegando em casa, achei que talvez estivesse ouvindo um estômago rir baixo... Não, definitivamente, eu **estava** ouvindo um riso baixo e gutural.

Alguém já ouviu o próprio estômago rir?

Maldita fórmula!

7

...

Os 15 anos, parte 2

A primeira coisa que fiz foi tentar resolver sozinha meu problema de peso. Jurei que nunca mais tomaria remédios. Conversei com duas amigas (gordinhas, frequentadoras de médicos de regime), que me passaram seus esquemas alimentares. Deles, fiz uma mistura que acabou sendo o **meu** esquema. Ao mesmo tempo, pedi e consegui ser matriculada numa academia de ginástica (nada como as atuais, mas gostei muito do ambiente).

Tentava me convencer de que não era por causa da parte final do pesadelo (alucinação?) que tive na volta da endocrinologista torradas-de-glúten-com-ricota-e-bombas-para-emagrecer. Mas o fato é que me mantive fiel a um único relacionamento afetivo (o que estava, à época) pelos dois anos seguintes.

Duas semanas depois, já estava 2 quilos mais gorda, mesmo fazendo aeróbica cinco vezes por semana e comendo quase nada (mesmo) durante o dia. Nesse período, adquiri o hábito de levar uma bacia de pipoca para meu quarto, que devorava assistindo a vários vídeos.

No início do segundo mês e 4 quilos mais pesada, eu estava bem pouco contente com os resultados. O mais curioso é que o estômago não estava tão assanhado: de vez em quando ele aprontava, mas, na maior parte das vezes, a comida estava sob meu controle.

Apesar de todos terem recitado, com ares consternados, variações mais ou menos criativas de "calma, querida, sem a dieta e a ginástica, você já teria ganhado **muito** mais peso", o que me importava, obviamente, era o fato de ter ganhado peso **apesar** da ginástica e da dieta. Além de não saber exatamente o que essas pessoas achavam ser "muito mais peso". Algo estava errado e minha raiva dos remédios para emagrecer começava a diminuir progressivamente: a fórmula me fez muito mal, mas será que não existiriam outros remédios? Outro dia mesmo havia visto alguém falar na tevê que obesidade era uma **doença**.

Sem que meu pai soubesse, minha mãe aceitou me levar a outro endocrinologista. Prometemos uma para a outra que não haveria bombas dessa vez (minha mãe nem desconfiava de quão dividida eu estava: claro que não queria um novo pesadelo, mas claro que queria ajuda para emagrecer).

Para minha decepção parcial, aquele médico brincalhão não quis me dar remédios de cara. Passou um regime (me contando, através do jargão médico que o esquema que eu havia criado era um absurdo), reorientou a atividade física e pediu uma infinidade de exames.

Duas semanas depois, saí do consultório levando a interpretação dos resultados dos exames. Hipotireoidismo. Provavelmente rebote. Por rebote, ele se referia ao fato de que, por eu ter tomado hormônio de tiroide na fórmula para emagrecer, minha glândula ficou preguiçosa e necessitaria de alguns meses para se recuperar. Delícia! Não tinha certeza, mas achava que já tinha ouvido isso (só soube quando, muitos anos depois, me lembrei com detalhes do pesadelo).

Levávamos também uma receita para repor hormônios tireoidianos que, segundo o brincalhão de jaleco branco e gravata (cujo tecido tinha um padrão composto por desenhos do Mickey Mouse, lembram dessa moda?), me fariam "voltar ao peso normal, junto com a dieta e a ginástica".

Tive que esperar um mês pela consulta seguinte, mas era evidente o que ocorreu: ganhei menos peso naquele mês mas, ainda assim, **ganhei**. Na consulta, confirmamos a quase normalização dos exames e o ganho de 1 quilo. Claro que "melhorou muito", mas nada parecido com perder peso.

O médico não quis me prescrever qualquer remédio adicional, pelo menos não naquele momento. Ele queria ver como eu ficaria em um mês. Como parecia razoável e até seguro, não criei objeção alguma à concordância de minha mãe.

Nas duas semanas seguintes, acho que perdi peso (minha balança de banheiro não era muito confiável, mas ela indicava 2 – isso mesmo, 2 – quilos a menos). Esse endocrinologista havia acertado!

É verdade que ignorei a orientação que ele havia prescrito: comecei a fazer um quase jejum, só comia alface e uns bifes de frango tão sem graça que emagrecer deveria ser considerado algo como prêmio moral ou justiça divina! Ficou, sim, parecido com as torradas-de-glúten-com-ricota.

Na tão esperada consulta (meus dias giravam em torno do dia da consulta, da pesagem confiável, da eventual receita de... Não, eu havia prometido!), o balde de água fria chegou sob o título de "é, Simone, este mês só perdemos meio quilo...".

Que lixo! E aqueles 2 quilos? E que papo furado é esse de "perdemos"? Odeio esse e outros eufemismos!

Mas, na sequência, me apaixonei por ele!

Ele me perguntou, por trás de sua gravata (agora, do Pernalonga) se eu queria algum remédio para ajudar na perda de peso. Que sujeito imprudente (eu o adorei por isso!)! Macaco quer banana, Dr. Desenho Animado?

Estava articulando o esse de **SIM** quase antes de ele acabar a pergunta. Porém vi, de relance, a cara-de-boneco-de-cera de minha mãe, cara que estava sumida nos últimos tempos. Neguei, então, querer a medicação, girando a cabeça lateralmente com bastante força (provavelmente para não conseguir falar sim). Eu tinha que conseguir por mim mesma.

Vou abrir outro parêntese, permita-me. Com certeza não será o último. Escrever "eu tinha que conseguir por mim mesma" me lembrou de esclarecer algumas coisas a meu respeito.

Como disse no começo de nossa conversa, quis parar os remédios que estava tomando quando achei que estivesse curada porque sempre consegui as coisas por minha força de vontade.

Apesar de ter estado bem perto da derrocada física completa no primeiro semestre daquele ano, minhas notas estavam bastante boas e eu nunca colava. Quando comecei a fazer ginástica, parei de fumar (ok, de beber também, mas antes disso, eu bebia bem raramente porque deixava muito mais na cara) e parei com a promiscuidade sexual, como já havia dito.

Tento não ser uma convencida supersegura de si mesma (racionalizadora incorrigível, Dra. D.?). Mas realmente tenho bom autocontrole na maior parte das situações críticas. Quase sempre. Fecha parêntese.

Não sei como, mas consegui reduzir o pouco que comia. Com exceção da pipoca diária e de dois bombons (daqueles, famosos) por semana (nova indulgência, que me parecia bastante segura), estava comendo cada vez menos.

Pedi (implorei) que minha mãe comprasse uma balança nova. Quando ela me entregou o pacote, fui correndo para o quarto. Entrei escondida da minha irmã, que estava no banho, pensando que assim conseguiria manter a balança só pra mim. E, extasiada, me pesei.

Estava 1 quilo mais magra! Beijei a balança e fui correndo beijar minha mãe. Não me lembro de gostar tanto dela como naquele dia. Não me entenda mal: amo minha mãe. Mas, naquele dia, senti uma comunhão com ela que nunca mais vivenciei. Tive sensações parecidas alguns anos depois, mas só parecidas.

Meu pai, que acabava de entrar, olhou para a cena com uma cara tão apatetada e engraçada (lembrava algum dos trejeitos do Jerry Lewis, comediante que meu pai e eu adoramos), que minha mãe e eu só pudemos rir. Muito!

Parecia que nada mais poderia dar errado para a gente.

Estávamos todos juntos, rindo muito e **nos** abraçando. Minha irmã saiu do banho e começou a rir (sem saber do quê, mas esse clima de harmonia é facilmente contagioso). Minha mãe estava um pouco menos esquálida nesse período. E muito mais carinhosa. Até meu irmão se dignou a sair do quarto (claro que sem se pentear, sebento e com hálito de catacumba) para ver o motivo da festa improvisada e esboçou um sorriso. Ok... Ele **riu.**

Tanto na primeira vez que o fiz como agora, lembrar do meu irmão é muito doloroso. A Dra. D. sempre insistiu que ele deveria procurar ajuda profissional, aventando a hipótese de ele ter o famoso TBH (sempre que ouço e falo "bipolar", fico com uma vontade quase incontrolável de dizer blá-blá-blá...). Até hoje, nunca levei essa hipótese a sério. Mas pode ser... É, pode ser... E, se for, eu tenho sido **TÃO** injusta todos esses anos... Droga!

A festa (foi uma festa, afinal de contas...) não foi nada pomposa, mas foi inesquecível! Meu pai nos convidou para irmos ao seu restaurante predileto (nosso também, diga-se de passagem), pediu todos os pratos e sobremesas preferidos da família e a festa foi incrementada com um vinho que meu pai disse ser excelente (nós, os adolescentes, só pudemos experimentar um pouquinho).

Até eu comi à vontade e não por influência de alguma víscera possuída. Comi porque estávamos felizes e comemorando! Esse estado de espírito familiar durou mais alguns dias e, então, a rotina se sobrepôs e cada um voltou ao seu habitual.

Minha lua de mel com a balança, por outro lado, não passava: a cada dia, perdia alguns gramas (100, 200). Tive, então, a ideia de me pesar de manhã, no almoço e no jantar.

Cada vez que variava para baixo, eu me sentia a mais eficaz das mulheres (a sensação é de eficácia, é de sobrepujar as leis da natureza). Mas juro que tinha algo a mais: dava barato!

Ninguém parecia perceber que eu estava comendo bem pouco mesmo.

Os problemas começaram sub-reptícios nas horas em que o peso estava um pouco mais alto: de noite (claro, o peso sobe ao longo do dia).

Nos dias seguintes às pesagens "altas", passei a restringir muito mais a comida. E isso deu certo, pois perdia mais peso ainda. Deu certo, por um período (se é que posso chamar isso de "deu certo"). Adivinha o que aconteceu?

Isso.

Ele acordou.

8

• • •

Uma doença
sem nome

Começou com dois "amigos" seguros: a pipoca e o bombom famoso (que, a essa altura, havia sofrido um acréscimo de dois para sete por semana).

Num dos dias em que eu me pesava de três a quatro vezes e fazia jejuns quando os gramas (sei que é horrível, mas a grama é no jardim, o grama é na balança) aumentavam, comecei a minha rotina de pipoca e bombom, sem sinal algum de que haveria mudança. Comi uma bela bacia de pipoca enquanto assistia a um filme e me dirigi à despensa para pegar um bombom, pois já estava na hora de dormir.

O saco de bombons não estava no lugar, o que me deixou extremamente irritada, lembro-me com clareza. Percebo agora que esta irritação já era um sinal do que estava por vir. Na hora, porém, só me lembro de ter xingado a mãe do meu irmão, que deveria ser o responsável por aquela afronta. Se isso fosse um livro de terror, eu diria que o xingamento foi "com uma voz gutural, seguido de uma risada baixa". Este não é um livro de terror, mas aquilo que ouvi saindo da minha boca... Foi mesmo minha voz xingando?

Revirei o armário, tirei várias coisas do lugar e descobri que havia alguns nichos (não secretos, mas escondidos) onde alguém do trio papai-irmã-irmão (um ou mais deles) escondia guloseimas.

Enquanto procurava o meu bombom, comi uma barra de chocolate ao leite (de, pelo menos, 100 gramas, com certeza) de uma marca de que eu não gostava e que achava particularmente doce. Eu jamais compraria aquilo para comer, mas, na hora, o paradoxo de ter comido algo de que não gostava me passou despercebido, pois estava focada no bombom. O gosto residual era demasiadamente doce e, tirando um vidro aqui e uma lata ali, encontrei um saco de batatas fritas que me pareceram apetitosas e bem atraentes e, mais do que isso, capazes de tirar aquele gosto enjoativo da minha boca.

As batatas foram sugadas para dentro dele num tempo que, alguns minutos depois, percebi ter sido muito curto. E me deixaram com muita sede (ao menos era eu com sede).

Na geladeira, peguei um refrigerante fechado de 1 ou 2 litros, não me lembro. Abri. Acabei com ele. E, de novo, a sensação de boca doce precisava ser abolida.

Achei uns salgados de milho com sabor de queijo, ele quis, eu comi metade do pacote até decidir que deveria comer alguma coisa mais úmida. Fui até a geladeira novamente e peguei um queijo branco pela metade. Enquanto fechava a geladeira, me ocorreu pegar o copo de requeijão também.

Havia algumas fatias de pão de forma para acompanhar os queijos, e o salgadinho, que **ele,** afinal, não quis abandonar. Para ajudar a descer, tomei água, pois o refrigerante tinha acabado. Como estava meio sem graça, coloquei um pouco de açúcar nela.

Ao terminar esta parte, que classifico sem medo de errar como meu primeiro episódio compulsivo (mas que na época, não sabia o que era), voltei a procurar pelos bombons. Eles estavam atrás do pacote das bolachas prediletas da minha irmã. Tirá-las da frente não seria suficiente. Tive que tirá-las da despensa e oferecer uma por uma ao grande mentor daquela barbárie, enfiando-as na minha boca.

Após ter comido as bolachas e os bombons (todos eles, quebrando minha rotina de apenas um por dia), fui me deitar muito preocupada com o que a balança mostraria no dia seguinte. Isso tudo apenas 30 minutos depois de ter chegado à cozinha para procurar os tais bombons.

Eu já tinha me feito promessas de iniciar ou retomar o regime em qualquer ponto do futuro imediato ("amanhã", "segunda-feira" ou qualquer outro desses mimos que hora ou outra nos damos). Mas nunca de modo tão preocupado. Seria amanhã e pronto.

Em 1993, a mídia estava apenas começando a falar em transtornos alimentares e, portanto, eu ainda não tinha ouvido falar deles.

Gosto e prefiro acreditar que tenha sido por esse motivo que a sensação/ideia/fantasia/delírio de que meu estômago estava possuído (pelo demônio?) tenha tido chance de vingar em minha mente (entenda: **qualquer** outra possibilidade é infinitamente pior).

9

...

16 anos,
61 quilos

Tentei me convencer de que já esperava por isso e que conforme eu aderisse à decisão da noite anterior, as coisas voltariam ao normal.

Havia ganhado 500 gramas da pesagem do dia anterior, antes do jantar, para esta, antes do desjejum (se é que eu saía do jejum quando tomava meu café preto sem açúcar).

Mantendo a calma, voltei à rotina de comer muito pouco (nesse dia, caprichei mais um pouco). Mas não sem antes repor na despensa tudo que havia devorado na véspera. Ninguém iria saber daquilo.

O dia foi bastante normal do ponto de vista alimentar (para os meus padrões e os da minha mãe, claro). A partir das 18 horas, houve uma confluência de fatores que, individualmente, eram bastante ordinários, mas que, em conjunto, tiveram papel de destaque nessa história (depois, cheguei a pensar que meu estômago havia orquestrado todos eles, mas descartei esse absurdo rapidamente).

São eles:

- Minha avó (mãe de minha mãe, uma senhora bastante corpulenta e comilona que morreria poucos meses depois desse dia) viria nos visitar naquela noite, junto com minha tia.. Na verdade, minha tia a traria de carro. Elas iriam chegar por volta das 20 horas, mas minha tia se adiantou e acabaram chegando uns 50 minutos antes.
- Minha mãe ficou até tarde no dentista (nesse período, ela ia ao dentista quase como quem vai à terapia: duas a quatro vezes por mês. Mesmo assim, seus dentes e suas dores só pioravam) e não conseguiu fazer o jantar (estávamos sem cozinheira).
- Meu pai iria chegar mais tarde (em função do aumento no volume de trabalho nos últimos tempos, meu pai, que nunca foi um homem ambicioso ou vaidoso, estava começando a pensar em sair do escritório de advocacia).
- Minha irmã iria dormir na casa de uma amiga (sei, sei, sua santinha).
- Meu irmão iria ficar no quarto e queria uma comida que desse para ser comida com a mão (a expressão em português é bem menos glamourosa do que sua correspondente em inglês, *finger food*. Mas isso só ocorre por causa da sonoridade, acho. A tradução "comida de dedo" só caberia numa piada de duplo sentido).
- Na hora do jantar, eu estava com **um pouco** mais de fome que o habitual.

- Havia uma nova pizzaria de entrega domiciliar perto de casa cujas pizzas meu pai queria experimentar por terem sido elogiadas pelo nosso vizinho.

Minha mãe e minha tia com minha avó chegaram quase ao mesmo tempo. Éramos todas muito parecidas, não só as gêmeas do meio dessa linhagem de mulheres. Seríamos perfeitas para uma propaganda em que a passagem do tempo tivesse que ser retratada.

Uma hora depois, meu pai ligou dizendo que iria se atrasar e que já estava com muita fome (desconfio de que, normalmente, ele jantava antes de chegar em casa... De que outra forma ele se manteria tão "forte" com o cardápio que havia à sua disposição? Só que nos dias em que havia visitas em casa, não). Foi ele quem sugeriu que minha mãe encomendasse "algumas pizzas", pois a sogra e a cunhada nos faziam uma visita. Ele sempre se aproveitava das visitas para finalmente comer como gostava dentro de casa.

A cara-de-boneco-de-cera fez um rápido passeio pela face de mamãe deste lado da ligação. Mas ela, provavelmente avaliando todas as variáveis, aceitou a sugestão. E, de modo muito mais surpreendente (mais uma conspiração, estômago?), ela perguntou a ele **quantas** deveria pedir. E aceitou a conta completamente superestimada de uma pizza e um refrigerante de 2 litros por pessoa, que meu pai deve ter feito pensando em minha avó e minha tia como duas dragas, ao mesmo tempo em que sentia sua própria fome aumentar.

Acabado o jantar, minha mãe, que mal havia tocado na iguaria (o vizinho tinha definitivamente razão) por temer comer mais do que "deveria" (na maioria das vezes ela nem **olhava** para comidas "proibidas"), me encarregou de guardar o que havia sobrado. Minha irmã (a quem ela normalmente incumbia essas tarefas) estava na casa da amiga (hahaha). Meu irmão nem saiu do quarto, coitado.

Eu tinha certeza de que nem ela e nem meu pai (minutos depois de sair da mesa, ele já roncava sonoramente no seu quarto) tinham noção de quantos pedaços haviam sobrado.

E foi assim. Engraçado como olhando retrospectivamente, as coisas parecem ter acontecido do único modo que **poderiam** ter acontecido. Acho que é isso. Talvez seja isso o que nos dá a sensação de haver um destino. Lembramos dos acontecimentos que nos parecem principais (mas, de fato, nem sempre são; são os que ocorreram, como qualquer outro poderia ter ocorrido), esquecemos das inúmeras variáveis que poderiam desempenhar algum papel decisivo (por exemplo, sugerir que pessoas levem a pizza para casa, dar alguns pedaços para o guarda da rua, jogar a pizza fora, qualquer coisa) e combinamos isso com o desfecho. *Voilà*!

Depois do jantar, depois que as visitas foram embora, depois que todos foram dormir, **havia quase uma pizza e meia** acomodada no forno da cozinha. E oceanos de bebida doce e gasosa, ocupando espaço na geladeira. Ambos esperando pelo destino final. Muito prazer, meu nome é Destino Final.

No dia seguinte, estava deitada e ouvi quando minha mãe me perguntou, da cozinha, o que eu havia feito com as fatias de pizza que haviam sobrado.

Pedi que esperasse um minuto, que já estava indo. Quando cheguei lá, simplesmente disse que tinha tido um descontrole e comido **os quatro** pedaços. Pedi desculpas, inclusive.

Não sei como, mas tive muito sangue-frio e blefei sem qualquer inflexão de voz denunciadora. Eu acabava de legalizar oito pedaços de pizza!

Ela me advertiu, com uma leve nuance de cara-de-boneco-de-cera, que assim eu voltaria a ganhar muito peso e concordei, garantindo que esse absurdo não se repetiria mais. Por dentro, eu estava rindo por ter conseguido enganá-la tão facilmente: eu havia comido uns 12 pedaços de pizza durante a madrugada! E lavado com refrigerante. Mas havia duas notas dissonantes em minha risada mental: a de terror, diante da solidão que minha mentira havia me imposto e que parecia ter vindo para ficar, e, claro, a do medo de engordar absurdamente. E isso fez com que aquela risada parecesse familiar, mas não **minha**.

Quando me pesei, depois dessa conversa, nenhuma surpresa: um pouco mais de 1 quilo sobre o meio que já havia ganhado. A surpresa veio no almoço.

Ao contrário dos outros dias, em que eu conseguia ficar sem comer quase nada, eu estava com muita fome. Comi tudo, repeti e só parei por causa do silêncio da minha mãe. Isso, você adivinhou: ela estava me olhando com aquela cara. Sem nuances.

Aqueles ataques continuaram por mais três semanas, sem trégua, numa média de quatro a cada semana (parece que essa é a minha média, mesmo...). Minha única esperança era a consulta com o Dr. Tio Patinhas. Ele precisava identificar o que estava errado, claro. Mas, principalmente, ele tinha que tratar, resolver. Entenda, tenho um jeito muito prático e foi esse jeito que me fez optar por engenharia dois anos depois dessa fase de minha vida. Assim, as descrições, explicações e outras subjetividades eram interessantes, claro, mas eu queria mesmo era a solução. Acho que qualquer pessoa com um problema pensa assim. Só que algumas se confortam com discursos. Eu não.

É fácil imaginar o que aconteceu: ganhei peso de uma maneira absolutamente desprovida de resistência. Achava que já havia passado dos 53 quilos (um número que adotei como ideal).

No dia da consulta, vi que me enganara. Estava com 60 quilos. As lágrimas vieram e caíram sem grande preâmbulo. Não pensei. Só chorei. Ele, então, pediu que eu contasse o que havia acontecido. Contei, sem esconder nada. Não pedi segredo. Acho que eu queria mesmo ajuda.

O médico chamou meus pais, pediu para que eu aguardasse na sala de espera e parecia bem menos brincalhão naquela tarde. Quando a recepcionista foi ao banheiro, fiquei de cócoras na porta do consultório porque estava terrivelmente curiosa.

Ouvi poucas palavras, mas *obesidade* e *bulemia nervosa* estavam entre elas (depois soube que o Dr. Pardal, além de ter errado o diagnóstico, havia errado o nome da doença. O nome correto é bulimia nervosa. Mas vamos relevar isso pela relativa novidade que os transtornos alimentares representavam na época. Além disso, foi o amigo dele quem me contou isso de uma maneira indireta.). Voltei ao meu lugar e, poucos segundos depois, fui chamada novamente para a sala, para que ele fizesse mais algumas perguntas.

Ele disse que havia uma doença chamada bulemia nervosa (não, doutor, é bulimia!) e me perguntou se eu vomitava. Neguei. Ele não pareceu ter acreditado e começou uma longa preleção sobre os efeitos indesejáveis dos vômitos repetidos. Entre eles, problemas dentários de vários tipos e aumento dos cantos do rosto à custa de algo relacionado com as glândulas salivares (claro! Parte daquela cara angulosa de boneco de cera devia ser disso...).

Olhei para a minha mãe, que, bastante vermelha, estava aparentemente muitíssimo interessada num dos arabescos do tapete daquela sala.

Voltei a negar. Mas, sem aviso algum, me veio a necessidade de perguntar, com um tom de *veja só como você está enganado, doutor*. Eu perguntei:

— Se fosse isso, doutor, eu teria parado de menstruar, não é?

Ele prontamente sorriu (quase voltou a ser brincalhão) e disse que não, que a ausência da menstruação era sintoma de outro transtorno alimentar, chamado anorexia nervosa. Minha mãe, àquela altura da consulta, estava com o pescoço dobrado num ângulo reto, parecendo um L de cabeça para baixo. Ele continuou explicando que algumas pacientes com anorexia nervosa vomitam, mas, ao contrário do que ocorre na bulimia nervosa (não, Dr.!), na anorexia o peso era extremamente baixo.

Voltei a garantir que não tinha nada daquilo de vomitar (ele falou em laxantes e diuréticos, mas também nunca tinha usado aquilo, a não ser na maldita fórmula prescrita pela minha antiga endocrinologista).

Saí do consultório com a sensação de que ele não havia acreditado em mim, com a sensação de ter feito o diagnóstico de minha mãe e com um encaminhamento para um psiquiatra. Ele já era mais do que só um pouco excêntrico. Fiquei imaginando como seria seu amigo psiquiatra...

Meu pai, que adorara a ausência de remédios, passou a fazer uma parceria de confiança com o Dr. Ludovico. Aceitou a indicação e marcou consulta para dali a exatas duas semanas. Assim, com 16 anos e 61 quilos, visitei esse médico.

10

•••

Comer e vomitar

Eu sabia que teria que encontrar o amigo do endocrinologista em alguns dias e estava um pouco contrariada. Também sabia que era para tentar me ajudar, mas ainda assim estava insatisfeita. Afinal, eu havia sido encaminhada para esse médico por causa de uma coisa que eu não tinha!

Eu não vomitava, não usava laxantes nem diuréticos e não era magra! Era a minha mãe quem fazia tudo isso (aliás, depois daquela consulta, ficou **tão** fácil ver quando ela saía da mesa para vomitar... Como não percebíamos isso antes?!). Era **ela** a magricela louca da história, não **eu**!

Não é fácil explicar quando, em nossa cabeça, o mesmo texto muda de tom e se transforma em algo completamente diferente: o que pensei — não faço o mesmo que minha mãe faz para emagrecer — poderia ser resumido em "encaminhe para o psiquiatra a pessoa que precisa dele". Mas, conforme tinha consciência das coisas, elas se transformaram em "por que não faço o mesmo que minha mãe faz para emagrecer?". Assim, as ideias reapareceram na minha cabeça, precedidas por um ardiloso "por que" e entremeadas por um maquiavélico "se". Era quase o mesmíssimo texto, mas veja no que se transformou: **por que** eu não vomitava, nem usava laxantes ou diuréticos **se** minha mãe fazia tudo isso e era a magricela (louca? Por que louca?) da história?

O problema com essas transformações do tipo "Monga, a mulher-gorila" é que você **sabe** a resposta, mas diante da excitação que advém d esta pseudossacada, você a ignora. Mesmo que os problemas tenham sido explicitados no dia anterior por alguém com algum gabarito técnico, como o do Dr. Patolino!

Mas não adianta chorar sobre o leite derramado! Eu estava certa de que poderia seguir os passos de minha mãe. Eu estava decidida a ser magra e achei que seguir um caminho já percorrido por alguém tão próximo seria a melhor estratégia.

Rapidamente a questão de encontrar um especialista em duas semanas me passou pela cabeça. Da mesma maneira, a solução para esse problema me apareceu, como uma ordem: "Minta. Minta como consegui, mas minta para ele, oras".

Como estava prestes a entrar no reino das magras, me permiti uma pequena despedida. Em seguida pensei: "que despedida que nada; já posso vomitar na sequência". **Ele** estava radiante!

Após a aula, fui até uma rede de fast-food (ou junk food) e pedi uma montanha de delícias (além de o sabor ser realmente bom, a textura Manter original dessas comidas é incrível: tudo é tão macio e moído que parece pré-mastigado. Você não tem trabalho algum para comer isso! E não finja sentir nojo. Manter original): três sanduíches grandes, três pequenos, batata frita para um batalhão, uma porção de frango moído empanado, dois milk-shakes, um sundae, três refrigerantes e duas tortas fritas de fruta. Se não foi exatamente isso, tenho certeza de que não foi nada **menos** do que isso.

Enquanto esperava, me peguei falando com um desconhecido, "explicando" que meu namorado e duas amigas me esperavam em casa com a comida. Mesmo no limiar da passarela das pessoas ossudas, eu me sentia envergonhada em não dar alguma justificativa, mesmo para alguém que, muito provavelmente, não tinha qualquer interesse e que devia ter pensado "não é à toa que é gorda".

Chegar em casa foi um quádruplo suplício: a sacola de papel estava pesada, minha boca não parava de salivar, os refrigerantes não estavam bem fechados e, pior de tudo, eu estava sem nenhuma das mãos livre para beliscar uma batata enquanto andava.

Mas cheguei. A cena seguinte foi tão rápida, confusa e grotesca que lhe darei o presente de não descrevê-la. Saiba apenas que meia hora foi tempo demais para comer aquilo.

Após devorar tudo e tomar três comprimidos de laxante e três de diurético (adultos, mantenham as medicações fora do alcance das crianças, hahaha), a sensação de que seria uma boa ideia vomitar parecia mais do que razoável. Eu não apenas me livraria daquela imensidão de calorias (e ficaria magra), como também aliviaria a dor intensa que sentia na barriga. Por isso, aquilo precisava sair, e rápido. Não dava para esperar o processo habitual de saída, aquele que o laxante deveria acelerar e potencializar.

Não ouvi a porta da sala quando entrei no banheiro e me ajoelhei de frente para a privada.

Não ouvi os passos agudos enquanto enfiava o dedo na garganta e começava a golfar toda aquela porcaria, tão repugnante para a visão, para o olfato e para o paladar, mas que ainda há muitíssimo pouco tempo me parecia tão apetitosa.

Não ouvi a porta do banheiro abrir enquanto, após a tosse provocada pela primeira leva de vômito, me preparava para a segunda leva.

Mas aí eu ouvi. E escutei. O choro de minha mãe, quando me preparava para dar a descarga após terminar meu serviço, mas já olhando para a porta do banheiro, era alto e doído.

A primeira coisa que imaginei é que veria a cara-de-boneco-de-cera e estava quase conformada. Às vezes, o sentimento de culpa nos cega para o que realmente está acontecendo, não é, Dra. D.?

Não vi cara-de-boneco-de-cera coisa nenhuma.

O que de fato aconteceu foi algo inimaginável: minha mãe pediu perdão algumas vezes enquanto chorava. Logo ela se recompôs e me disse saber que eu percebera, na sala do médico, que ela tinha aquele quadro. E contou também que sentia muito e me pediu para parar com aquilo. Por fim, falou que, se eu parasse, ela também pararia.

Claro que o que ela queria dizer de verdade seria "se eu parar, você me promete que isso nunca aconteceu, que estou sonhando?" Mas às vezes as frases sem sentido lógico e cheias de afeto simplesmente não podem ser ditas. Mudar um pouco é muito fácil e já que as duas coisas pareciam estar atreladas, eu fiz. Teria preferido ser responsável apenas pelo meu problema e acho que não foi legal ela transferir essa responsabilidade para mim. Ok, mas minha história não é um manual sobre como criar os filhos sem erros (e, intuitivamente, me manteria afastada de algo que prometesse isso). Foi assim que ocorreu e ponto final. E, convenhamos, foi melhor para as duas.

Isso trouxe algumas consequências:

- Não precisei mentir para o psiquiatra duas semanas depois;
- Minha mãe parou de vomitar e jogou fora todos os remédios de que ela abusava, sem nenhuma supervisão médica;
- Ela inchou bastante e ficou assim por algumas semanas (depois, meu futuro psiquiatra me diria que ela deveria ter suspendido os laxantes e, principalmente, os diuréticos sob orientação médica e de modo paulatino);
- Quando desinchou, ela ficou um pouco mais "cheinha" (como ficamos parecidas!!), mas aceitou o fato com alguma elegância;
- Eu engordei mais 1 quilo até a consulta com o amigo do endocrinologista.

De fato, uma outra coisa aconteceu nessa época, mas sem guardar qualquer relação de causa e efeito com esses eventos (a não ser que pensemos que ele possa ter estado no controle nesse período... Calma, Dra. D., foi só uma piadinha, não achava que isso estava acontecendo).

No dia seguinte à minha única e fracassada tentativa de virar uma pessoa com bulimia nervosa, conheci um sujeito que, de uma maneira ou de outra, foi importante na minha vida, e que entrou nela de um jeito bem original.

11

...

João Paulo

Não sei por que, mas acho que tenho que falar de João Paulo. Ele não desempenhou um papel especial no problema da minha compulsão ou do meu peso, mas mesmo assim, quero falar dele... Provavelmente falarei do Cláudio mais para frente, o que deverá tornar as coisas equilibradas, eu acho... Eu e minha culpa, Dra. D...

Eu ainda estava transtornada pela cena de minha mãe me pegando em flagrante no banheiro, chorando e me atribuindo obrigações, na véspera. A academia ainda fazia parte de minha rotina, e aquela quinta-feira era dia de ginástica depois da aula. Minha mãe foi me buscar. Lembro de ter entrado no carro e ter ficado tão calada que minha mãe me perguntou mais de uma vez se eu estava acordada.

No caminho, paramos num cruzamento. Estávamos na primeira fila, aguardando o farol verde, quando o motor do carrão do homem que viria a se apresentar como o pai de João Paulo resolveu conhecer intimamente o interior de nosso porta-malas. Minha mãe saiu do carro irritada e saí atrás.

O homem que estava ao lado (do lado direito, ele não estava guiando) daquele carro era de estatura mediana, com aspecto forte, extremamente alinhado e muito feio: seus olhos eram muito próximos, seu nariz era estranhamente arrebitado, seus lábios eram extremamente carnudos (acumulando uma bola de saliva seca e branca nos cantos da boca enquanto falava) e os cabelos eram curtos e pintados de um preto tão fosco que ele parecia ter mergulhado sua cabeça numa piscina de giz negro – um detalhe que ao mesmo tempo não combinava com o restante de seu alinhamento e destacava ainda mais suas imensas orelhas de abano.

Ele estava gritando (e cuspindo parte de sua saliva com o restante se acumulando nos cantos daquela boca absurda), alegando que o farol havia ficado verde e minha mãe não tinha saído do lugar. Minha mãe, por sua vez, dizia que "nada disso", que o farol estava vermelho e que o culpado é quem vem atrás etc.

Fiquei assistindo a essa cena por mais alguns momentos até que uma versão mais jovem (também menos forte, bem menos arrumada, um pouco menos feia e sem saliva nos cantos da boca) daquele homem saiu pela porta esquerda (no dia, eu o achei **bem** menos feio do que o pai, tanto que nem os achei parecidos, confesso).

O rapaz (isso, o homem que em seis anos seria meu marido e, em 11, meu ex-marido) estava pálido e se desculpando. A isso, o pai dele reagiu com ainda mais ferocidade, pois João Paulo (ficamos com JP, ok?) estava admitindo ser responsável pela batida. Achei que o homem estava apresentando a sua interpretação da cara-de-boneco-de-cera para seu filho e percebi que JP estremeceu diante daquela expressão. Tive a impressão de que ele se redimensionou para ¾ de seu tamanho original diante daquela expressão gélida. Por algum motivo, me lembrei dos meus colegas dizendo que seus pênis encolhiam no frio e ri um bocado por dentro.

Foram tomadas as medidas necessárias, a polícia veio, o pai de JP contou sua história, minha mãe e JP contaram a deles, testemunhas relataram o que viram. JP havia acabado de tirar a carteira de habilitação, o pai dele pagou o conserto de nosso carro e JP e eu tínhamos nos apaixonado.

Poucos dias depois do acidente, já não conseguia olhar para o meu namorado (não havia feito nada com JP, nem mesmo beijos) e resolvi que o relacionamento chegara ao fim. No mesmo dia, em que terminei um namoro, iniciei o outro.

Quando conheci o pai de JP não encolerizado, tive uma surpresa: ele era muito agradável (fora os cantos de sua boca, claro), sendo difícil não gostar dele e, ao mesmo tempo, não temê-lo. Suas características principais eram o humor ferino, a cultura geral, o currículo de viagens, a ambição financeira, a extrema simpatia, a capacidade de dizer o que o interlocutor desejava ouvir (quando ele assim quisesse fazer) e sua gana por mulheres. Apesar de ele **nunca** ter dito ou feito nada concretamente ou em entrelinhas, eu às vezes podia jurar que o havia visto olhando para mim e para minha mãe de modo "diferente".

É claro que as atitudes do tipo cara-de-bone-co-de-cera não eram coisas a que alguém diferente de JP teria acesso com facilidade. Essas atitudes só de vez em quando, muito discretamente, de relance e quando o pai de JP estava tão bravo que se distraía. Mas, sempre que ocorriam, a temperatura baixava uns 200 graus e JP encolhia.

Como ocorre com alguma frequência, JP era uma dessas pessoas que não havia herdado todas as características mais marcantes de um dos seus pais (normalmente, o mais chamativo do par). Ele era bem menos hábil socialmente e seu humor era mais acanhado, o que o deixava muito menos carismático e muito mais doce. Para alguém que estava na situação em que eu estava, por algum motivo (Electra, Dra. D.?), ele era tudo de que eu precisava.

Para meu júbilo, o pai de JP e meus pais se tornaram amigos (a mãe havia falecido dez anos antes).

Por outro lado, ele e eu nos dávamos cada vez melhor. Tudo no relacionamento era excepcional, do sexo ao carinho. Esse clima era tão intenso que nem foi atrapalhado pelas primeiras vezes em que ele teve que estudar o fim de semana inteiro para a prova da faculdade e me deixava reclusa em casa (ele não admitia que eu saísse sem ele para lugar algum). Como fui trouxa!

Nos primeiros meses de nosso relacionamento, ele (que, claramente, havia silenciado) e meu peso passaram a ocupar um plano inferior de preocupação, o que deve ter facilitado bastante as coisas para meu endocrinologista e seu amigo psiquiatra.

Só depois de muitos fins de semana sozinha acabei descobrindo uma característica que JP herdara quase sem diferença de seu pai: a dificuldade de se manter fiel. E quando isso aconteceu, **ele** não perdoou.

12

...

Encolhendo a cabeça
pela primeira vez

Se alguém puder, ficaria muito agradecida em saber por que a gíria americana para psiquiatra, psicólogo ou psicoterapeuta é *shrink*. Li em algum lugar que é uma comparação satírica entre o processo de psicoterapia e o processo de encolhimento de cabeças utilizado por algumas tribos indígenas com os inimigos. É verdade que às vezes eu saía da consulta da Dra. D. com dor de cabeça, mas sei lá...

De qualquer modo, lá estava eu esperando pela primeira consulta psiquiátrica da minha vida. Minha mãe havia me deixado lá enquanto ia fazer algumas compras no shopping chique que havia por perto.

A sala de espera era bem diferente das salas de espera que eu já havia ido. Nem vou falar da sala da Dra. Torradas-de-glúten-com-ricota, horrível, como já disse. Mas todas as outras (endocrinologista, ginecologista, dentista) eram decoradas com o estilo mais *clean* possível na época, com ambientes claros e geométricos, com samambaias e outras plantas tropicais.

Esta era diferente.

Parecia que tinha viajado para algum lugar inglês no início do século XX: móveis pesados, de couro brilhante, paredes com madeira até metade da altura, com papel de parede xadrez na outra metade, lustres verde-escuros com detalhes dourados, em quantidade menor do que eu julgaria adequado para iluminar o ambiente, quadros em tons marrons, uma secretária sexagenária e literatura de sala de espera cuja melhor adjetivação seria "cabeça": revistas importadas de arte, livros de fotografia, catálogos de museus nacionais e estrangeiros. Havia cinzeiros, alguns ainda não esvaziados pela secretária. Isso dava ao ambiente um cheiro bastante compatível com aquela atmosfera sherloquiana. Que, aliás, estava influenciando minha imaginação com relação a como seria esse médico. Alto, magro, cabelos negros fartos, engomados e penteados para trás, nariz adunco, robe, cachimbo, violino, Watson, Moriarty...

Quando ele me chamou, percebi ter me distanciado, e muito, da Terra.

Ele era bastante gordinho, loiro (quer dizer, os lados de sua cabeça tinham cabelos loiros) e tinha uma barba branquíssima, que tornava impossível não compará-lo a um ovo frito. Devia ter uns 40 anos, alto, mascava chiclete, usava calças jeans e camisa social branca (amarrotada na barriga) e estava indo para a varanda fumar um cigarro enquanto tomava café, antes de me atender.

O cheiro do cigarro me trouxe boas lembranças e quase levantei para pedir um, mas me contive por vários motivos, entre eles o fato de eu não querer voltar a fumar e o principal, eu nem conhecia o médico! Que engraçado, era uma época em que era possível fumar em consultórios médicos!

— Meu nome é Dr. P. Por que você está aqui, Simone? Foi um começo como qualquer outro.

Estava num consultório que era uma réplica quadrada da sala de espera em L. O que a diferenciava era o ar, muito menos carregado que o da sala de espera e uma bizarra coleção de máscaras penduradas de modo ostensivo na parede, avistada assim que se abria a porta.

Contei minha história sem esconder nenhum detalhe escabroso (é engraçado como falar com um completo estranho pode ter efeitos tão opostos quanto inibir qualquer comunicação e tornar possíveis as mais rasgadas confidências. Com o Dr. P., foi a segunda alternativa).

Contei como eu gostava de me sentir no controle e como o descontrole alimentar me era aflitivo, contei dele e de JP, contei que queria fazer engenharia, contei que não ter bulemia nem anorexia nervosa (nessa hora, ele riu. Imaginei que o riso havia sido causado pelo fato de eu ter aventado a hipótese de anorexia nervosa estando tão acima do peso como estava. Só não tinha imaginado que ele podia estar rindo do modo como chamei a doença). Contei também do episódio do banheiro com minha mãe, contei do pesadelo causado pela fórmula. Contei tudo.

O Dr. P. ocasionalmente conduzia a conversa com perguntas a respeito da frequência do descontrole alimentar, de quando havia se iniciado o quadro, do uso de drogas ilícitas (sei que maconha dá larica, Dr. P., não sou louca de fumar e engordar mais ainda).

Ao fim da consulta, ele me disse o que eu já sabia: eu não tinha bulimia (deu novamente aquela risadinha, mostrando do quê tinha rido antes), mas sim outro tipo de transtorno alimentar, o tal do TCAP, de que já falei antes.

Disse também que poderia tentar alguns remédios (meus olhos brilharam de medo e de desejo), mas que o principal seria uma forma de terapia chamada cognitivo-comportamental. Elementar, Dr. Holmes?

A primeira coisa que eu deveria fazer era comer de 4 em 4 horas (ou 3 em 3, não lembro, pois em cada médico que vou, o período varia um pouco). Isso parecia fácil. Mas a **segunda** coisa era o tal do diário alimentar, que seria avaliado por ele e pela nutricionista com quem ele trabalhava. Quando o Dr. P. falou isso, imaginei que deveria simplesmente anotar o que havia comido em cada um dos sete dias que separavam as consultas (meus pais haviam mesmo decidido investir no tratamento: as consultas eram notavelmente caras).

Doce (opa) ilusão! Era **muito** mais do que isso. Eu tinha que anotar não só "o quê" mas também "o quanto" havia comido, com as medidas habituais (uma colher de sopa, um bife pequeno, dois copos médios e assim por diante). Além disso, precisava anotar os horários em que havia comido, a nota para a fome que sentia, classificar a refeição como compulsiva ou não, anotar sentimentos, situações... Tudo isso em cada uma das vezes que eu pusesse algo na boca para comer ou beber. Parecia tão complicado que imaginei que não faria porcaria nenhuma e iria dar um jeito de voltar a tomar as pílulas mágicas...

Meus pais (isso, os dois!) não concordaram com a minha ideia e me obrigaram a continuar com o Dr. P.

Para minha surpresa, já na primeira semana senti que o tal do diário era bom! Não sei se porque decidi ser totalmente honesta e fiquei com vergonha de anotar barbaridades, não sei se por causa dos intervalos entre as refeições, não sei se foi o tal efeito placebo. Sei que não só diminuí de quatro para um episódio por semana, como também perdi peso. Verdade, foi só meio quilo, mas perdi!

Esse tratamento durou um ano e o Dr. P. introduziu também um antidepressivo que age sobre a serotonina, a fluoxetina, em doses altas. A princípio, meus pais não concordaram, mas diante da perda de peso (foram 7 quilos em um ano) e diante de uma melhora importante do meu comportamento, eles acabaram aceitando.

Mas quem decidiu que eu deveria parar foi o JP: eu havia ficado quase completamente desinteressada por sexo depois após o início da medicação. Quando discuti com o Dr. P. esta questão, ele não se mostrou muito sensibilizado, dizendo que às vezes precisamos fazer escolhas e tudo o mais.

Disse aos meus pais que não gostava mais do Dr. P. e que, de mais a mais, eu estava curada e o dinheiro era muito etc.

Eles concordaram. Ou simplesmente calaram.

JP exultou.

Ele riu.

13

•••

Revivendo
o passado

O meu décimo oitavo ano de vida foi ótimo, sem qualquer queixa, a não ser as infidelidades de JP, para as quais eu havia desenvolvido um curioso mecanismo de aceitação. Passei a acreditar em suas desculpas sem qualquer questionamento. Se você me perguntar o porquê disso, não vou saber responder, a não ser me escondendo atrás de clichês sobre autoestima. Mas, neste caso, sei que eles são só clichês mesmo, pois eu estava me sentindo ótima, magra e sem compulsão (o quê, Dra. D.? A autoestima não se baseia só nisso?). Nunca dei atenção ao fato de que, de vez em quando, um pensamento chauvinista em relação ao meu passado se apresentasse a minha consciência, com uma ideia tipo: "você já fez tanta baixaria, ele tem o direito de fazer também". Dra. D. cairia matando em cima dessa bobagem em alguns anos, ainda bem.

De qualquer forma, aos 7 quilos que perdi, adicionei mais 2 obtidos através de estratégias que sei que o

Dr. P. e a nutricionista aliada não aprovariam, mas que aparentemente foram eficazes e seguras: parei de fazer os lanchinhos e substituí o jantar por uma sopinha leve.

Com esse peso, um namorado a quem eu amava e, tenho que admitir, com os programas que fazíamos com a família dele, sempre de um nível de sofisticação muito além do que minha família poderia sonhar, parecia que estava num conto de fadas.

E apesar de fadas não existirem (ou por isso mesmo), os **contos** de fada acabam de maneira bastante real. Mesmo que, na hora, a gente não perceba quando foi que o fim começou.

O namoro continuava ótimo (com as pequenas ressalvas já descritas), assim como as viagens de férias ou de fim de semana e os restaurantes que nenhuma de minhas colegas de classe frequentava. Tudo com o consentimento dos meus pais.

De fato, não foi o peso que começou a sair do controle (ele de novo). Inicialmente, ressurgiu um ou outro episódio leve de compulsão (quando eu comia mais do que queria, nada comparado ao que eu tinha antes do Dr. P.). Eu ficava um pouco assustada, mas conseguia reduzir a comida no dia seguinte de modo que o peso não mudou.

Com o passar dos meses, os episódios foram ficando mais frequentes e intensos, até que dois meses antes do meu aniversário, meu pai finalmente saiu do seu escritório. Ele tinha uma boa reserva financeira, mas a **sua** autoestima foi abalada pelo fato e ele começou a se sentir desconfortável com a discreta ostentação mantida pelo pai de JP, de modo não agressivo, mas constante.

Se antes não havia perguntas nem acusações, agora havia certa cobrança por parte de meus pais no sentido de eu estar mais presente em casa. Isso aconteceu um semestre antes do vestibular, quando eu passava muito tempo estudando, pois tinha decidido entrar na melhor faculdade de engenharia da cidade.

Não vou ajudar você a pegar no sono contando uma história triste e longa, mas essa nova situação culminou no final de meu namoro, pois JP não aceitava que eu não ficasse com ele todos os fins de semana em que ele estivesse disponível. Isso fez com que eu acordasse para as suas escapadas, o clima esfriou e finalmente ele me disse que precisava de uma companheira e que eu não estava mais cumprindo esse papel.

Depois do fim do relacionamento, passei uma semana chorando e comendo até conseguir me recompor e me dedicar aos estudos com imenso afinco. Aos estudos e às guloseimas.

Eu passei, era uma caloura de engenharia! Um mês depois de começar a faculdade, meu peso era novamente 70 quilos e o estômago estava radiante com a vingança.

Ao final dos dois primeiros anos, algumas coisas boas aconteceram, outras tantas ruins também. Tive alguns namorados. Também saí uma ou duas vezes com o JP. Em ambos os casos, não tirava a roupa com a luz acesa e alguns locais que antes eram excitados pelo toque passaram a causar desconforto quando a mão de um desses namorados encostava lá. Bati o carro perigosamente saindo de uma festa em que bebi demais, visitei alguns profissionais especializados em prescrever medicamentos para emagrecer, emagreci, voltei a engordar, emagreci e engordei de novo. O saldo positivo foi 6: atingi 76 quilos.

Mesmo sabendo que meus pais estavam em regime de contenção de despesas, sugeri voltar ao Dr. P., ao Dr. Tio Patinhas e à nutricionista. Minha mãe, bem menos descontrolada do que das outras vezes, mas ainda exibindo ocasionalmente uma versão amenizada da cara-de-boneco-de-cera, concordou entusiasticamente. Meu pai comentou que havia sido eu que tinha decidido parar, mas não se opôs.

14

...

Dr. R. e Dra. D.

Quando estava nos últimos meses dos meus 18 anos, tentamos marcar consulta novamente com o Dr. P.

No número que tínhamos, atendia uma pessoa que insistia que havíamos ligado para a "XYZ Importadora de Acessórios de Informática Ltda, pois não?" e nenhuma outra informação era fornecida, ninguém sabia falar do médico que antes atendia lá. O pager também não mais estava ativo.

O endocrinologista das gravatas esquisitas estava de férias e não queríamos procurar um psiquiatra por conta própria. Meu estômago já havia me levado aos 79 quilos, o que havia arruinado minha vida em vários aspectos, e, além disso, soube que JP estava noivo.

Assim, entre decidir voltar ao Dr. P. e encontrar o Dr. R., outro psiquiatra indicado pelo revigorado Dr. Gravata (não me disse por que deveria mudar de psiquiatra), passaram-se dois meses. Parece pouco, mas foram os dois meses mais lentos da minha vida.

Tinha 19 anos e entrei num consultório que parecia daquelas revistas de decoração. Tudo combinava, tudo tinha um sentido estético. Era o consultório do Dr. R. E ele era um galã! Roupas modernas, mas elegantes e sóbrias. O porte físico, a postura profissional, a voz... Tudo era perfeito. Ele, naquela sala, parecia estar num set de filmagem de uma história romântica com aqueles atores da década de 1950: era aquilo que dera origem ao conceito de harmonia perfeita.

Foi paixão a primeira vista e isso teve um efeito absurdo sobre o outro **ele**: meu estômago simplesmente se calou! Transferência erótica foi o nome que a Dra. D. me ensinou (acho que com uma ponta de inveja, pois esse tipo de transferência não rolou com ela e acho que ela teria gostado se tivesse rolado, mas essas são minhas fantasias).

Para todos, o Dr. R. era um gênio, muito melhor que o Dr. P., pois em poucos meses havia perdido 20 quilos e estava novamente com 59 e, feliz!

Um pedaço recôndito da minha consciência sabia que ele não havia feito absolutamente nada para isso, além de simplesmente existir e de ter todas as características que eu considerava irresistíveis. Não que ele não soubesse tratar ou fosse um profissional medíocre. Realmente nem sei de suas capacidades. Nada além do que vaidosos diplomas cuidadosamente pendurados na parede diziam. Assim, qualquer julgamento seria injusto. Ele só tinha que fazer **nada**. A não ser me olhar com aquele rosto encantador e perguntar se eu estava bem.

As sessões eram amenas e eu só me esforçava para ser alguém de quem ele gostasse. Punha minhas melhores (menores?) roupas, estava sempre há não mais do que 15 minutos da saída de meu último banho, tentava falar coisas inteligentes, marotas e bem-humoradas e fazia o contato visual mais penetrante possível, semana após semana, sem falhar. Suas férias eram meu suplício.

E isso se manteve até meus 21 anos, uma vez por semana, sempre com a esperança de um dia romper os grilhões éticos que mantinham R. inacessível para mim. Enfim, um príncipe encantado havia vencido o dragão demoníaco que habitava meu estômago.

Como meu peso permanecia estável (não meus hábitos alimentares, entenda, mas pelo menos meu **peso!**), meu desempenho na faculdade causava inveja e minha vida sentimental estava amena, ninguém jamais teve dúvidas de que o dinheiro estava sendo bem investido. Isso mudou naquele dia 23 de agosto.

Cheguei à consulta (era a primeira do dia, sempre) meia hora antes do habitual. Nem a secretária havia chegado e a porta estava fechada. Mas havia gente lá. Fazendo um barulho inconfundível. Havia gente transando lá dentro! Muito animadamente, se você me entende.

Envergonhada, excitada, mas também inconformada por não ser eu quem estava lá dentro com ele, quis sair, mas certamente um potente imã de pernas deve ter sido ligado logo abaixo das minhas, o que parece explicar o fato de eu ter ficado imóvel e ouvindo aqueles sons familiares. Além dos sons, o único barulho extra era o d**ele**, se espreguiçando e acordando, com a fome de 2 anos de idade.

Fiquei paralisada por alguns minutos e, apesar de poder jurar que havia duas pessoas, só conseguia ouvir a voz de R. emitindo sons roucos que deformavam seu timbre (ou assim pensei). Consegui sair da minha paralisia e fui em direção ao elevador, quando ouvi a porta do consultório se abrir e, então, tentei fingir que estava chegando naquela hora.

Quando a porta se abriu totalmente, R. conduzia um homem tão bonito quanto ele para fora. Ele me foi apresentado como sendo seu paciente, que teve que ser atendido antes do horário normal. O jeito de R. era o mesmo (*quase* o mesmo) de sempre, ainda que ele estivesse um pouco vermelho e ofegante (ambos bastante ofegantes, na verdade. Ou não? Não sei.).

Lembrei de um velho disco de meu pai, com uma cantora que se lamentava com um belíssimo vozeirão (encorpado, rouco e plangente): "mmmeu mmmundo caiuu...".

Meu passado chocaria muita gente e eu não me julgava preconceituosa. Acho que não foi o fato de o Dr. R. ser gay que derrubou meu mundo, nem o fato de ele transar no consultório e nem o fato de eu não saber se aquela história de o outro homem ser um paciente era mentira (acho que era mentira). O que derrubou meu mundo foi o fato de que, sendo ele homossexual, minha paixão não tinha qualquer chance de ser correspondida.

Claro, tentei ir por caminhos como "será que ele é bissexual?" e, acreditando nisso, mantive a terapia, já com 2 quilos a mais e pelo menos um episódio de compulsão por semana.

Mas eu não conseguia parar de lembrar dos sons, cada vez mais intensos e amplificados em minha memória (claro que havia entendido que eram dos dois amantes — e não só dele — assim que a porta do consultório se abriu naquela manhã). Eu não conseguia esquecer da cara dele ao abrir a porta, não conseguia evitar imagens mentais dos dois transando e, por fim, não consegui continuar o tratamento. Dois meses foi o que aguentei.

Disse a meus pais que precisava de uma terapeuta mulher e que R. não poderia, portanto, ser mais meu terapeuta. Relutantes, eles concordaram.

Hoje, revendo essa cena, acho que fui, sim, preconceituosa. E isso me incomoda, mas a Dra. D. foi muito eficiente nessa área. Já está chegando a hora de falar dela.

Antes da Dra. Diana, preciso falar de JP. Minhas emoções estavam tão confusas que nem consegui ficar só com aquela fossa de quando uma paixão não é correspondida: eu fora abandonada pelo meu príncipe imaginário, ele estava à toda e eu não podia contar nada disso para ninguém.

Isso tudo, junto com meu pragmatismo, me fez pensar numa equação:

Sozinha (e com dois anos de abstinência sexual, estado que nunca me causou desinteresse progressivo em sexo, como algumas mulheres dizem acontecer) + muitos quilos a menos (mas já no caminho para muitos quilos a mais) + tristeza = resgatar alguém facilmente convencível = JP!

Fiquei sabendo pela minha mãe que o noivado dele havia acabado há pouco tempo. Mas confesso que se ainda estivesse noivo, iria atrás dele mesmo assim.

Sei que é horrível e não me orgulho de ter sido tão fria. Também não acho que deu certo, pois ficamos casados por pouco tempo e foi casamento ruim (prometi a mim mesma que eu seria franca nesse relato).

Além disso, nós nem sempre fazemos coisas lindas. Ok, Dra. D., minha culpa de novo. Mas calma, você já vai fazer sua aparição definitiva nesse relato...

JP topou, até porque achou que seria só uma trepadinha e nada mais ("Como você está **gostosa**, Simone!"). Não, JP, é como eu estava **tarada** nessa época...

Essa minha atitude, somada a certa permissividade com relação às saídas de JP, fez com que dois anos depois uma trepadinha virasse um casamentozinho (com trepadinhas cada vez mais desinteressantes e espaçadas).

Dra. Diana. Vamos lá.

Diferentemente do que aconteceu com os outros dois profissionais, cheguei à Dra. D. por indicação de um colega de faculdade. Ela era o contrário da minha mãe: roupas sóbrias, simples, pouca maquiagem, cabelos ruivos escuros bem tratados, uns 50 anos e um linguajar muito direto.

Novamente com 68 quilos, expliquei minhas angústias, minha compulsão alimentar, minha compulsão ocasional por compras e sexo, sobre JP, sobre o Dr. R., sobre o relacionamento com minha mãe (apesar de ela estar muito melhor, eu acreditava que nossa história poderia ter algum impacto nas tais angústias) e sobre o relacionamento com meu pai (que havia virado uma versão guache de si mesmo).

Ela ouviu e anotou atentamente.

Quem era o psicoterapeuta que dizia que o nome determina quem a pessoa vai ser ou algo assim? Lacan? O Dr. R. havia me dito algo sobre isso, mas eu não conseguia me lembrar. Sempre achei meio bobagem (até hoje eu acho), mas quando ocorre a coincidência, fica interessante mesmo: havia um curioso quadro de uma amazona seminua estilizada, de algum teor erótico, que ficava na parede à minha esquerda, para o qual ela tinha visão direta, ou pelo menos assim me parecia. Achei esse quadro muito inapropriado, dando-me conta dos preconceitos que julgava não ter, e me peguei perguntando mentalmente repetidas vezes se Diana era uma caçadora ou uma amazona.

Como ela via que eu não parava de olhar para o quadro, me perguntou, sem qualquer preparação, se suas preferências artísticas estariam me incomodando por alguma razão (ela pronunciou a palavra "artísticas" de um modo tão pausado, que tenho a fantasia de que, sem falar, ela tenha dito também "e sexuais").

Acho que por ter sido pega de surpresa pelo episódio com o Dr. R. e por ter me sentido culpada por isso, fiquei agradecida por uma pergunta desse teor e à queima roupa. Era lá mesmo que eu ia me tratar.

Hoje, não saberia dizer se sua atitude foi ou não adequada. Por outro lado, não sei que cara eu estava fazendo nem acho que isso teve qualquer impacto negativo no tratamento.

A Dra. D. não teve qualquer dúvida e disse que eu tinha uma coisa chamada TCAP, um quadro ainda sendo estudado, sem a comunidade científica ter concluído se deveria ou não considerado uma doença.

Ou seja: eu tinha uma coisa que os médicos não sabiam se existia! Hahahahaha! Dr. P., você **não** me falou isso, hein?

Ela ficou em dúvida se eu tinha ou não um quadro que, muitas vezes, estava associado ao TCAP, antes chamado de PMD (psicose maníaco-depressiva) e providencialmente rebatizado para TBH. Por isso, ela disse precisar de mais tempo e de uma conversa com pessoas que me conheciam bem. Ok, Dra. D., transtorno bipolar blá-blá-blá!

Com a apresentação que D. fez do TCAP, veio uma sensação bastante ambígua: se por um lado me senti esmagada por saber que sim, isso era uma **doença** (quer dizer, se ela existisse, hahahaha), por outro, me senti aliviada por **saber** que várias pessoas tinham aquilo e por ter descoberto (ou apropriadamente ratificado) o mistério do meu problema (uma não bulimia nervosa).

O que ela fez: discutiu novamente o uso de antidepressivos que agiam sobre a tal da serotonina e disse que eu precisava voltar ao endocrinologista e à nutricionista.

Disse a ela que as gravatas do meu antigo endocrinologista me desconcentravam demais e pedi que me indicasse algum outro. Também falei que o doutor das gravatas engraçadas parecia muito competente apesar das malditas gravatas. Mas sei lá por que, ou elas me incomodavam muito mesmo, ou eu queria uma *equipe* (termo que a Dra. D. usaria por todos os anos de tratamento) escolhida por **mim**. Ela aprovou e me indicou duas amigas dela.

15

···

Saindo dos eixos e de um casamento

Não vou aborrecer vocês com os detalhes dos últimos dois anos antes do meu casamento, mas preciso contar algumas coisas:

O primeiro ano de tratamento com a equipe orquestrada pela Dra. D. foi muito chato, ela tentou por conta de meus traços impulsivos, me tratar como portadora de TBH (blá-blá-blá), mas além de os remédios prescritos não terem sido eficazes, eu morria de medo de tomá-los. A verdade é que eu não os tomava direito (e talvez por isso eles não tenham sido eficazes), pois a Dra. D. havia dito que eles poderiam provocar ganho de peso.

Graças a umas amenizadas em minhas histórias, lentamente, Dra. D. abandonou essa história. A consulta crucial desse período foi uma em que eu lhe disse:

— Diana, não sou nem quero ser alguém com diagnóstico de transtorno bipolar. Se você acredita que esse é o único caminho que podemos seguir, não acha que eu deveria pedir uma segunda opinião?

Ela "peitou" meu blefe. Na verdade, acho que ela aceitaria a sugestão sem problemas. Mas voltei atrás e disse que se houvesse uma manifestação mais grave, aceitaria o diagnóstico de TBH. D. concordou e se deteve principalmente em três temas: o controle comportamental dos meus episódios de voracidade, a mudança do meu estilo de vida e, tchan tchan tchan tchaaan, o João Paulo, com a condição de que eu a avisasse assim que algo suspeito aparecesse. Na verdade, eu decidi que seriam esses os temas abordados nas consultas.

No segundo ano, estava com o peso estabilizado, comendo razoavelmente bem e fazendo exercícios de maneira bastante regular. Nunca fui de beber muito, mas neste ano realmente não bebi.

Até o dia 7 de setembro (isso, o Dia da Independência), quando JP formalizou nosso noivado num churrasco na casa dele.

Entenda: a relação já havia começado a esfriar, havia sinais da roubada em que eu estava me metendo (ok, nós *dois* estávamos nos metendo). Mas havia também minha família. Ridículo? Que se dane!

Aceitei pensando que as pessoas esperavam isso de mim (a Dra. D. sugeriu que era em parte devido à culpa pelos meus poucos, mas intensos, anos de promiscuidade).

O pedido foi bastante desprovido de emoção ou romantismo, a não ser por parte do pai de JP, realmente muito simpático quando queria.

O churrasco foi nababesco (o que, cá entre nós, já deixa qualquer possibilidade de romance de fora: já tentou um romance depois de comer quilos de carnes variadas?). Eles contrataram o dono de uma das mais festejadas churrascarias da cidade para cuidar de tudo, havia um grupo de legítima música sertaneja, vários e vários convidados e as bebidas eram todas muito chiques (desde cervejas importadas até vinhos muito bem escolhidos).

E eu já estava formada e com quase 23 anos... De um ponto de vista ridícula e delirantemente machista, mas ainda hoje compartilhado por algumas (várias?) mulheres, eu já estava, como se diz, passando do ponto (pré-titia e pré-balzaquiana, entende?). Espero que o atual e incontestável movimento de mudança da sociedade enterre de uma vez por todas esses resquícios machistas, mas o fato é que isso ainda não aconteceu por completo. Ao menos para mim.

Voltando ao pedido de casamento. JP o fez (já alterado pelas caipirinhas e vinhos), eu aceitei (propositadamente não sóbria). Pronto: estávamos dentro do roteiro!

Não sei se você já viu filmes assim ou passou por situações como esta: menos de meia hora depois ele havia sumido, um sumiço não do tipo "estou passando mal". Era do tipo "estou me dando bem".

Notei que uma prima distante dele (não tão distante assim, descobri na sequência) *também* havia evaporado. Como estava meio bêbada, saí à procura daquela dupla de sumidos que, como você já deve ter adivinhado, foi colocar as reminiscências em dia. Muito calorosamente, mesmo.

Ele estava **realmente** bêbado e eu estava **realmente** paralisada. O álcool, o meu machismo, a culpa e o comodismo (não vamos esquecer do roteiro, claro) fizeram com que eu inacreditavelmente deixasse a cena que vi no banheiro para lá!

Passei a tomar "umas doses" de qualquer coisa por dia, mais ou menos, e percebia que havia alguém realmente contente com isso, pois ele se remexia com vigor.

Sentia-me ainda mais vulnerável. Assim, em poucas semanas, parei de beber diariamente, mas fui vítima da pior recaída alimentar da minha vida. No dia 12 de dezembro eu estava 7 quilos mais pesada. E a sete meses do casamento.

Na última consulta do ano, implorei por uma fórmula emagrecedora para perder peso até o casamento. D. me explicou os riscos dessa conduta. Eu entendi, ela se sentiu satisfeita e saí da consulta.

Saindo do consultório, liguei para três ou quatro amigas antes que alguém me desse o telefone de um médico que dava receitas fabulosas para pessoas que estavam na minha situação. Liguei e marquei com o doutor, cuja secretária me adiantou que seria um encaixe.

— Quer dizer que você precisa perder peso, querida? Quanto você quer? Quinze?

Pensando naquela sala de espera abarrotada de pessoas mais ou menos magras, mais ou menos trêmulas e com cara mais ou menos angustiada, pensando no preço bastante reduzido da consulta, pensando naquela expressão de fome (se é que me faço entender...), percebi que realmente estava no lugar que *desejava* (mas não sabia se *queria*). Seria eu quem mandaria no tratamento, já que aquele médico (se é que era médico, pois não encontrei nada sobre ele em lugar nenhum) parecia bem mais preocupado com outros problemas do que em de fato me tratar. Certamente, ele queria que eu ficasse satisfeita, mas isso não passaria por um tratamento propriamente dito. Isso passaria apenas pela receita controlada.

O que não entendi é por que o meu maldito estômago, apesar de estar na iminência de ser silenciado, ria a valer.

— Acho que 10 a 15, sim, estaria ótimo. O senhor acha possível?

— Acho que sim, mas você deverá fazer alguns sacrifícios, querida.

— Estou acostumada com dietas, doutor.

O médico riu e não entendi bem a graça. Ele me disse que não se tratava de fazer dieta e sim de aguentar os efeitos colaterais da fórmula que ele me mandou aviar numa **determinada** farmácia de manipulação. Perguntei por que só poderia ser naquela, mas não me lembro de ter obtido resposta.

— Especialmente para você, querida. Claro que tentarei diminuir esses efeitos. Na fórmula, alguns dos princípios são para te acalmar. Mas, mesmo assim, algumas poucas pessoas (ele engasgou quando falou "poucas" ou foi impressão minha?) não se sentem 100% bem com as fórmulas. Mas a fome passa...

Sem nenhum exame físico, sem nenhum pedido de exame, sem nenhuma conversa a mais, fui brindada com duas receitas contendo uma série de substâncias, as quais eu nem quis olhar.

Saí daquele consultório certa de duas coisas: de que aquele profissional não era do grupo dos "ótimos", nem dos "bons" nem dos "razoáveis" e, provavelmente, nem dos "profissionais". A outra certeza era de que eu tomaria aquela fórmula e aguentaria os efeitos colaterais. Meu casamento estava chegando e eu não estava nem ligando para a altíssima probabilidade de aquilo não dar certo no médio/longo prazo. Eu ia perder peso!

Eu tinha vontade de ir até o consultório de todos os psiquiatras por quem passei só para dizer "não te disse?" apesar de não saber o que eu havia de fato dito.

Mas eu tinha um troféu, não é? Podia jogá-lo na cara deles! Era claro que minha atitude e minhas vontades **nunca** foram respeitadas por essas pessoas. Nem por qualquer um dos endocrinologistas e nutricionistas. E eles tinham que ser informados e humilhados por duas coisas: eles nem sempre acertavam e **eu havia conseguido**! Sem a ajuda de ninguém, ou pelo menos de nenhum deles. O Dr.-Das-Receitas não cobrava nada (só a consulta, baratíssima), não sugeria nada, não esperava nada: ele só prescrevia a medicação! O que mais o cara precisava fazer? NADA!

Sim, Paladinos da Saúde, ao procurar um sujeito que não inspirava qualquer confiança, em apenas duas semanas, eu havia não só perdido peso pra caramba como estava me sentindo **superbem** e **megaconfiante**!

Minha libido havia voltado com toda pujança (quem gostava dessa palavra era meu futuro sogro, atual ex-sogro) e estava segura de que agora JP não falava mais com sua priminha, pois eu o estava exaurindo!

Agora eu era uma mulher de verdade, exigindo duas ou três por dia, todos os dias!

Além disso, comprei imediatamente roupas novas, tanto para minha atual forma física (4 quilos a menos!) quanto para a forma física definitiva a que deveria chegar em breve. Meu pai chegou a mencionar o fato, de modo preocupado, mas logo cortei aquela conversa supereguista:

— Claro que sim, pai, é bom sim, como você **pode não perceber?** Afinal, a gente (Agente 86, lembra, a gente ria muito do Agente 86, né, papai?) tem que se dar presente, no presente, no passado e no futuro, tem que se **gostar,** e **gastar** é gostar da gente mesmo! Quanto mais de um, mais do outro, mais de dois! E não importa o quanto isso custe, pois investindo em nós mesmos, nosso melhor investimento, o futuro será brilhante! E eu nem quero brilhantes, pai, só roupas que são PANOS! Não tem chance de PANOS e PLANOS darem errado! Tem que dar certo! Eu estou ÓTIMA! Hahahahahaha! Porra, pai, por que você não **PERSEGUE... PERCEBE?**

Eu estava muito mais alegre e, quando gargalhava, ouvia o eco da minha gargalhada, mas com uma distorção gutural. Era **ele** rindo do que já havia percebido: eu estava entrando naquele quadro que já havia sido um belo problema no passado.

Só que **eu** ainda não sabia. E isso fez com que eu continuasse com as fórmulas por semanas.

Isso também fez com que tivéssemos que inventar uma desculpa tosca para a família do JP três semanas depois da primeira "consulta" com o sujeito. E isso fez com que eu engravidasse!

Eu estava pensando na primeira consulta com o médico não-tão-confiável. Mas não só pensando, eu estava **ouvindo** o Dr. falar:

— Quer dizer que você precisa perder peso, querida? Quanto você quer? Quinze?

Lembro também de quando comecei a ouvir o médico discutir com meu estômago e ambos entrarem numa briga violenta. A partir daí, minhas memórias começam a ficar confusas.

Lembro de uma farra com um sujeito que conheci num bar e nunca mais vi na minha vida (ao menos, não que eu saiba...). Lembro **que fui** eu quem não quis que ele usasse camisinha.

Lembro que esta festa culminou, mais tarde, com minha única gravidez até hoje que, feliz ou infelizmente, foi interrompida naturalmente na quinta semana (o ginecologista comentou consternado que uma boa parte das gestações acaba mesmo com abortos espontâneos nas primeiras semanas). Até hoje esse tema me causa certo constrangimento. De fato, não sei se teria preferido que ela continuasse. Não sei.

Lembro que, ao final da terceira semana de "tratamento", meus pais sugeriram que eu me internasse numa clínica psiquiátrica.

Lembro da dra. D. me encontrando na sala do sanatório onde fui efetivamente internada e falando de transtorno bipolar blá-blá-blá.

Lembro de ter sido orientada a dizer ao JP: "estou num estágio aqui no interior de", mas lembro de ter esquecido o estado e ter desligado, rindo convulsivamente, o que obrigou meus pais a contarem a verdade para ele.

Lembro, acima de tudo, **dele,** que não se deixa esquecer em nenhuma situação. Nunca! Apesar de ter perdido peso, os episódios de compulsão alimentar estavam voltando...

Quando é que vou me livrar dessa compulsão? Vou ficar doente pra sempre, não é? Vocês não sabem porra nenhuma para me ajudar! Eu preciso de ajuda!

16

...

Começo

Eu estava extremamente agitada e minha pergunta-desabafo tinha uma urgência muito maior do que o habitual. Não era só uma urgência: era uma raiva tão acima do normal que me dava a sensação de que eu iria explodir. Fisicamente explodir!

A Dra. D., que nesse período havia encaminhado meu irmão a um colega, que, por sua vez, havia diagnosticado TBH (vou parar com o blá-blá-blá) e iniciara um tratamento com estabilizadores do humor e que parecia estar funcionando, não estava a fim de brincadeiras. Ela foi firme:

— Além do TCAP, minha opinião profissional é que você tem mesmo TBH. Durante sua internação, seus pais confiaram a mim seu tratamento e vou começar a tratar das duas doenças. Vou começar tirando essa fórmula, claro, e vou introduzir dois remédios para reverter o seu quadro.

— Você quer me ver gorda, né? Você prefere as mulheres assim, cheiotas, meu bem? Dra. Dianazona, a caçadora amazona que ama a zona! Hahahaha! Eu vou ter alta! E aí, quem vai me obrigar? QUEEEMMM?

— Discutiremos isso na alta, Simone.

— Não vamos discutir isso só na alta, não, porra! Vou processar você, meus pais e esse maldito hospício, sua psiquiatrazinha de merda!

Acho que eu não seria uma boa psiquiatra. Eu teria tido uma reação bem ruim diante de alguém que me tratasse dessa forma. Mas D. foi impermeável aos meus "argumentos" e se manteve bem calma. Ela simplesmente fez o que disse: me tratar.

Meus pais iam me visitar sempre que era permitido. Meu irmão, não, pois, segundo eles, ele ainda não estava bem. Lembro de ter pensado: **"que transtorno bipolar que nada, esse filho da puta é um grande vagabundo!"**. Por sorte, não falei isso para os meus pais, mas D. ouvia isso sempre que uma brecha aparecia.

Recomecei o tratamento com carbonato de lítio (segundo D., a primeira escolha no caso), clonazepam (substância que descobri ser efetiva para epilepsia, ansiedade, insônia e TBH) e com uma abordagem nutricional e comportamental. Acho (mas não tenho certeza) que tomei alguma injeção para me acalmar nos primeiros dias.

Em duas semanas, me colocaram nos eixos! Inclusive o peso (claro, não perdi 15 quilos, mas estava uns 2 quilos mais magra e me sentindo serena). Ao fim da internação, não sabia como agradecer a todos aqueles a quem quis processar.

Apesar de minha melhora, não me sentia mais confortável com a Dra. D. quando tive alta. O que eu havia dito a ela me impedia de encará-la.

Fui franca com ela. Ela me garantiu que eu não a havia ofendido, mas que a escolha seria minha. Com tristeza, decidi procurar outro profissional. Ela me entendeu e me indicou um colega que continuou com o tratamento. Me despedi dela tentando deixar claro que era meu constrangimento que me obrigava a mudar de profissional.

Se estiver lendo isso D., saiba que você foi muito importante e que eu não estava mentindo!

Esse novo médico me encaminhou para um endocrinologista MUITO diferente do sujeito da fórmula pronta. Era um sujeito que, apesar de muito simpático, era sério e conseguiu por todas as questões em foco.

Assim, nos cinco anos seguintes, fiquei com os novos Dr. Psiquiatra e Dr. Endocrinologista. Curiosamente, pelo menos para mim, esses profissionais nada tinham de pitoresco, diferente ou que valesse algumas linhas neste relato. Ou, o que é mais provável, eu havia simplesmente mudado meu foco de atenção ao escolher um profissional: passei a prestar atenção apenas no fundamental, ou seja, no tratamento. E nisso eles são muito bons.

Dois ou três meses depois, o Dr. Psiquiatra retirou o clonazepam e fiquei apenas com o carbonato de lítio, fazendo controle com o Dr. Endocrinologista.

De fato melhorei muito, consegui me manter num peso aceitável.

Ambos me ajudaram a identificar situações em que havia risco **de ele** se manifestar: crises, sucessos, tristezas... As restrições alimentares mais radicais passaram a ser mapeadas e isso fez com que os escorregões fossem muito menos catastróficos. Era possível viver com os escorregões sem que eles causassem um baita estrago! Era **só** eu ficar mais atenta!

Essa estabilidade (psíquica e alimentar) me permitiu uma boa colocação profissional. Quando vi que o casamento era uma versão muito piorada do *trailer* que fora meu namoro e noivado com JP, decidi que a separação seria a melhor opção. Tive o apoio necessário da minha família e a ajuda profissional dos meus médicos.

JP não se opôs ao divórcio, não foi mesquinho em relação a brigas judiciais. Acho que ele estava bastante feliz, pois já estava namorando no dia em que assinamos os papéis. Saí do fórum muito aliviada.

17

...

Meio

Nos quase cinco anos seguintes ao meu divórcio, só houve três momentos em que ele se manifestou de modo realmente agressivo. Prometo que estou chegando ao final do meu relato.

A primeira vez foi quando uma amiga me ligou para contar que a nova esposa do JP estava grávida, quase dois anos após nosso divórcio e um ano após o novo casamento dele. Olha, não sei por que as pessoas (quase todas elas, incluindo eu e talvez você) gostam de dar notícias capazes de gerar reação forte, mesmo quando é completamente inútil. Tento lutar contra isso e acho que serei uma pessoa um pouquinho melhor...

Falei algo como "que faça bom proveito" e "aposto que não é dele" (o que se mostrou falso, pois me garantiram que a criança é cara dele, coitada), ri e desliguei o telefone.

Claro que eu havia pedido o divórcio, claro que eu tinha chegado ao meu limite em termos de falta de respeito. Nada contra "casamentos abertos" ou qualquer outra coisa da moda. Mas há apenas duas coisas: essa não é a minha praia e não havia nada explicitamente combinado entre o JP e eu (sei que fechei os olhos em algumas situações, mas obviamente isso não é como um acordo tácito).

A notícia, entretanto, trouxe a lembrança do meu aborto, o *insight* de que eu estava sem namorado e a sensação de eu ter "falhado" em procriar. Veja, até então, eu imaginava que o problema era dele, já que eu havia engravidado, já que ele se recusava em fazer um espermograma e já que não usávamos qualquer método anticoncepcional (a não ser uma frequência ridiculamente baixa de relações sexuais).

Diante disso e muito a contragosto, comecei a chorar. Inicialmente baixinho, mas logo depois, de maneira copiosa. E **ele** se espreguiçou, acordando como há muito tempo não fazia.

Dr. Psiquiatra havia me deixado o número do celular para casos de emergência e isso era uma "emergência"! Mas não houve tempo: saí de casa e fui à padaria. Por vergonha, andei quatro quadras a mais e fui na padaria que não frequentávamos.

Comecei com alguns pedaços de pizza. Odeio pizza de padaria, mas me lembrei de que meu pai adora e resolvi dar uma segunda chance. Continuei não gostando, mas isso não foi suficiente para que eu parasse antes do quarto pedaço. Um pouco envergonhada, mas menos do que eu precisava, comecei a atacar os sonhos (na hora, me lembrei da infame piada: o que é que John Lennon falou ao chegar tarde na padaria? "Bloody hell, Yoko! The dream is over!"). E acabei com os sonhos da padaria! A sensação do excesso de doce na boca era muito intensa e eu precisava de algo salgado. Entre um minipão de queijo e uma gordurosa coxinha com requeijão, optei pelos dois. Enquanto comia os pães de queijo, comprei uma boa porção de docinhos de chocolate, tentando sair de lá e continuar com a comilança em casa, mas não adiantou. Tomei um refrigerante de 600 mililitros ("a senhora vai querer light ou normal?" Hahaha!).

Na fila do caixa, comi todos os docinhos e comprei alguns bombons sortidos enquanto pagava.

O episódio não era novidade (apesar de não acontecer havia anos). Outra coisa que não foi novidade foi a velocidade com a qual ingeri essa montanha de coisas: não mais do que 20 minutos.

Uma das novidades foi onde ele aconteceu. Na maior parte das vezes em que ocorreram esses episódios, se não na totalidade delas, não havia "testemunhas". E a padaria estava cheia de desconhecidos, mas ainda assim, lotada.

A outra novidade foi minha reação: em vez de me desesperar, ligar gritando para o Dr. Psiquiatra ou imaginar estratagemas estúpidos para restringir minha dieta, optei por fazer, acho que pela primeira vez, o que sempre fiz orientada pelos bons profissionais: absolutamente nada!

Optei por voltar à rotina que vinha seguindo e ver o que aconteceria. O que aconteceu foi maravilhoso:

não tive outros episódios e meu peso não variou! Pela primeira vez, senti estar próxima da cura!

A segunda vez foi dois anos depois, quando conheci o Cláudio (meu atual namorado).

Eu continuava me tratando com o Dr. Psiquiatra e com o Dr. Endocrinologista, mas nossos encontros eram cada vez mais esparsos, pois eu estava bem (assintomática, segundo eles). Eles não queriam me dar alta, pois diziam que minhas duas doenças eram crônicas. Contudo, desde o episódio da padaria, eu nutria secretamente uma sensação crescente de que estava me **curando** (hoje, diante do ocorrido, acho que eu realmente acreditava estar **curada**).

Cláudio, como já dei a entender, é um sujeito que preza a saúde de modo bastante compulsivo, tanto que ele usa suplementos e complementos de maneira exagerada e sem orientação profissional.

Ele não suporta nada que não seja saudável, ou melhor, nada que ele não considere saudável e ele frisou este aspecto insistentemente desde o nosso primeiro encontro. Ele não é um sujeito muito romântico, mas tem excelente aparência, lembra bastante aquele psiquiatra que encontrei em situação embaraçosa, só que melhor. É óbvio que a atração física foi determinante para que ficássemos juntos.

A parte sexual não é tão ruim como a média com o JP, mas não é tão boa como eu imaginava. Isso, desde as primeiras vezes. Não houve mudanças, ou seja, não piorou. Mas também não melhorou. Começo a suspeitar que esteja metida em outra roubada...

Sair com o Cláudio gerou muitas expectativas e obrigações. Agora, sei que as expectativas são exageradas e que não tenho obrigação alguma para com ele. Mas no início, me sentia culpada pelo desempenho dele: eu não fiquei magrinha com o tratamento, fiquei menos pesada. Certamente, estava uma baleia perto das colegas dele de academia e de competição.

Achava que ele não tinha todo o ardor que eu imaginava por minha culpa. Claro que isso me fez cair num tipo de armadilha mental de que já fui vítima várias vezes. Eu precisava emagrecer, nem que fosse um pouquinho.

E, assim, comecei uma dieta por conta própria. Não me pergunte por que não falei com meus médicos. Eu simplesmente não sei. Ou sei (eles iam jogar o velho balde de água fria). De qualquer modo, sabia que iria perder menos peso do que se não estivesse tomando o estabilizador de humor (meu irmão **estava** melhor, falando nisso), mas optei por manter o remédio (um ano depois, o Cláudio iria me sabatinar sobre ele, mas falo disso já, já).

Fiz uma dieta do tipo matadora! Cortei praticamente tudo e perdi peso. Entenda: não fiz isso para ter algum retorno do Cláudio. Fiz isso por achar que me sentiria mais segura, gostando mais do meu corpo.

Três coisas aconteceram: Cláudio pareceu não notar (ele **fez** um comentário, mas tão desanimado que não classificaria como reforço positivo: "agora que você perdeu algum peso, que tal começarmos a pular?"), **não** me senti mais segura (de fato, me senti menos segura, ao menos quando estava do lado dele) e **ele** acordou mais uma vez.

O episódio compulsivo não foi diferente do anterior. Só que dessa vez aconteceu em casa, com quitutes e acepipes (lembrei de novo do pai de JP) comprados numa famosa doceira do bairro.

O interessante foi eu ter voltado a usar a mesma estratégia anterior. Retornei à minha rotina pré-dieta matadora e pronto... Deu certo de novo. Isso parecia ser mesmo o caminho da cura.

Esse episódio foi parte do que aconteceu uns oito meses depois e que culminou com o começo deste relato.

É espetacular e assustadora a nossa capacidade de adaptação a coisas não tão agradáveis ou francamente desagradáveis e ofensivas. É incrível como atraio caras que são um porre!

Uma vez, D. me disse que pensar em qualidades e defeitos de uma maneira muito maniqueísta (dicotômico, nas palavras dela) era errado: uma característica pode ser boa e adaptativa numa situação e ruim e maladaptativa em outra.

O fato é que depois dessa nova vitória, fui ficando mais confiante e isso fez com que eu permanecesse contente com um relacionamento que não me satisfazia (e não só sexualmente, não). Só agora percebo que o contentamento não é com o relacionamento e sim com minhas vitórias. Pensando nisso agora, acho que preciso ter uma boa conversa com o Cláudio, mas isso não deve te interessar... Ok, se você quer mesmo saber, Cláudio está entrando rápido no departamento de "passado", ele já era. Mas como só percebi isso agora (é, **agora**), fui me deixando levar pelas teorias e tiranismos a que ele me submetia.

Com ele, não posso comer carnes, não posso não fazer mais o quanto quero de ginástica (**meus médicos** me alertaram para excessos, mas mesmo assim eu cedia). Em festas, só posso tomar energéticos. Uma vida exageradamente espartana (nem sei se "espartano" permite ser chamado de "exageradamente", mas o fiz para dar ênfase mesmo). É claro que não há ordens explícitas, mas há caras, muxoxos e sons que deixam claras as suas opiniões.

Eu contei a ele que há seis meses usava medicação psiquiátrica (além disso, o Dr. Psiquiatra, com a anuência do Dr. Endocrinologista, introduziu uma substância que poderia ajudar a controlar melhor os episódios de compulsão que ainda ocorriam há aproximadamente oito meses).

Não acho que o Cláudio tivesse a intenção de fazer algo errado para mim. Mas como fui deixando as coisas rolarem, a intervenção dele foi muito mais incisiva, quase sob a forma de ultimato: "acho que remédios psiquiátricos e para emagrecer são venenos. Você deve parar de tomá-los."

Esse quase ultimato associado à sensação de estar curada me fizeram optar por suspender toda a medicação há uns três meses. Obviamente, não contei essa decisão aos meus médicos, aqueles que diziam que eu tinha duas doenças crônicas e que eu deveria tomar remédios cronicamente.

E, nesses últimos três meses, fiquei muito bem sem eles. Um pouco mais agitada, mas, no geral muito bem. Tanto que...

18

...

Fim

... Eu achei que estivesse curada. Só que ele mais uma vez acordou.

Nenhuma surpresa, agora que o susto inicial passou (que sempre veio e virá, mas que será cada vez menor nas próximas vezes, acredito).

No fim das contas, fiz bem em escrever essa história. Estava bem desanimada, mas foi bom. Acho que pôr as coisas às claras é mesmo útil. Repassei lembranças que me ajudaram a entender a diferença entre cura e tratamento (claro, me ajudaram a ver uma série de outras coisas também, mas tentei manter o foco na medida do possível). Percebi que, involuntariamente, vinha culpando os *fatos* e às vezes até *as pessoas* que me cercavam ou tentavam me ajudar pelos meus problemas. Eu estava errada. Não porque eu fosse a culpada. Mas simplesmente porque não há culpados: dois dos meus problemas são **doenças**. E eu tenho que tratá-las.

No fim das contas, é isso... Sem grandes frustrações, sem expectativas irreais, sem batalhas épicas, mas, em compensação, sem derrotas irreversíveis e com possibilidade de vitórias concretas. Isso me lembra uma música que foi tema da campanha de uma marca de artigos esportivos. Acho que foi gravada pelo Elvis Presley. A música se chamava, acho, "A little less conversation, a little more action". Um pouco menos de blá-blá-blá, um pouco mais ação. Não, o título é só "A little less conversation". Mas a ideia é essa.

Falando em blá-blá-blá: meu irmão está um pouco melhor, mesmo. Vou tentar mudar também minha postura com relação a ele. Ele não é um sapo que virou um príncipe, mas acho que posso tentar ajudá-lo. Ao menos, apoiá-lo.

Vou, sim, retomar meu tratamento. Ele tem sido bastante razoável, bastante satisfatório. Vocês vão ter que me aguentar por mais um bom tempo, doutores!

Posfácio

Eu disse, logo no começo, que não contaria essa história para ajudar você, mas sim para me ajudar. Só que, francamente, não achava que eu seria persistente o suficiente para fazê-lo e nem que seria bem-sucedida. Mas fui! E gostei do resultado.

Assim, apesar de não mudar o que disse antes, gostaria, sim, que você também tenha tido algum tipo de ajuda.

De qualquer modo, obrigada.

Simone
Algum Lugar, junho de 2010

Visão de um psiquiatra

Vou me permitir iniciar a parte não ficcional deste livro, devido a um simples fato: dos três quadros clínicos (ou três doenças, como quiser) apresentados por Simone, dois deles são psiquiátricos, o TCAP e o TBH. Apesar de a fronteira entre um quadro psiquiátrico e o que cabe a outras áreas da medicina estar se tornando cada vez menos nítida, em função do aumento do conhecimento observado ao longo do tempo, essa divisão ainda permanece. É impossível que um médico tenha o conhecimento completo da medicina.

Obviamente, os vários aspectos levantados neste livro não serão esgotados nas páginas seguintes. A ideia é apenas analisar alguns pontos aqui relatados.

As queixas de Simone são extremamente frequentes para pessoas que, como Alfredo e eu, trabalham na área de obesidade e/ou transtornos alimentares. Não é exagero dizer que essa é nossa rotina de consultório, ou seja, uma grande parcela dos nossos pacientes tem

TCAP. Contudo, a individualidade deles e as diferentes histórias de vida sempre nos trazem surpresas e desafios que impedem que essa rotina se torne maçante, muito pelo contrário.

O interesse pelos transtornos alimentares é muito grande, mas é recente. O assunto teve um crescimento notável apenas a partir de 1979, quando Gerald Russell descreveu a bulimia nervosa com critérios muito parecidos com os hoje aceitos. Até então, a anorexia nervosa era o transtorno alimentar mais estudado e o único existente.

Isso não significa que a compulsão por comida não era identificada, e nem que não existisse. Vários autores, entre eles Albert Stunkard, que acabou tendo papel fundamental nas descrições iniciais do TCAP, relatavam há muitos e muitos anos a ocorrência de episódios de ingestão alimentar exagerados.

O TCAP só passou a ser mundial e academicamente estudado a partir de 1994, com o lançamento do Diagnostic and Statistical Manual — 4th edition (DSM IV) da American Psychiatric Association. Mas, até hoje, o TCAP ainda não é considerado doença. Na iminência de uma profunda mudança no referencial teórico psiquiátrico, a ser representada pelo DSM V, ele passará, finalmente, ao *status* de doença. Isso deve ocorrer em meados de 2013.

Por outro lado, os tratamentos dos transtornos alimentares e da obesidade têm vários aspectos em comum. Isso revela que vários fatores envolvidos em um tipo de doença também estão presentes no outro. Entre eles, podemos citar:

- Uso de psicoterapia cognitivo-comportamental como aspecto central (ou, no mínimo, técnicas cognitivo-comportamentais);
- Mudança de estilo de vida, incluindo abandono do uso de drogas lícitas ou não, otimização de atividade física e reeducação alimentar;
- Uso de medicamentos com vários tipos de ação quando necessário;
- Necessidade de tratamento prolongado para evitar o retorno da doença;
- Necessidade da correta abordagem das comorbidezes (associação de uma ou mais doenças à doença principal). No caso de Simone, o sobrepeso com implicação clínica, o TBH, uma doença com várias apresentações e gravidades, e o TCAP.

O TBH foi incluído nesta história não só por apimentar o personagem e não só por estar em grande evidência na mídia. Ele foi colocado também (e principalmente) porque a associação dos dois quadros é bastante comum. Para que você tenha uma ideia, a prevalência do TCAP em pacientes com TBH pode chegar a 40%, segundo alguns autores.

O quadro de TBH, no caso de Simone, é um fator complicador, especialmente no quesito do tratamento, porque:

(a) a maior parte dos medicamentos antiobesidade e anticompulsão alimentar com ação no cérebro tem o potencial de piorar o controle do TBH e, nesse caso, em princípio, estão contraindicados;

(b) a maior parte dos estabilizadores de humor de primeira escolha tem o potencial de acarretar ganho de peso de gravidade variável;

(c) a estabilização do humor é condição importantíssima para a aplicação das abordagens antiobesidade.

Outro aspecto psiquiátrico importante neste livro são os sintomas apresentados por Simone na primeira vez em que usou medicação e quando culminou com a internação. A causa dessas ocorrências foi uma associação de dois fatores: o uso de fórmulas magistrais e uma questão bastante polêmica, que é a prescrição de um grupo específico de medicamentos antiobesidade, os agentes catecolaminérgicos.

Em termos gerais, esses agentes, recentemente banidos do mercado nacional, podem causar uma variedade de efeitos adversos psiquiátricos mais graves (especialmente a anfepramona e o femproporex), mas, apesar disso, são usados no tratamento da obesidade. Por isso, o uso racional desses medicamentos precisa ser observado. O que seria esse uso racional?

Em primeiro lugar, quem **não pode tomá-los**?

Para pessoas com histórico pessoal e familiar de doenças psiquiátricas, o uso desse grupo de fármacos é, em princípio, contraindicado. A não ser em casos **muito** particulares, em que o uso seja **absolutamente** necessário, devendo sempre contar com o acompanhamento MUITO próximo do psiquiatra. Vale frisar: **a palavra final, nesse caso, é do psiquiatra.**

Quem não precisa e, portanto, não deve tomar?

Não se justifica tecnicamente o uso dessas medicações para fins estéticos, ou seja, para perdas pequenas de peso, sem necessidade clínica. As eventuais melhoras de autoestima e da qualidade de vida associadas a esse tipo de perda de peso **não** compensam os riscos.

Quem podia tomar?

Alguns pacientes obesos ou com sobrepeso que acarreta impacto clínico negativo. Mas sempre que esses medicamentos fossem indicados, após serem afastadas as contraindicações, o médico que os prescrevia deveria acompanhar o paciente e perguntar constantemente sobre os efeitos adversos psíquicos, e não só os físicos. Normalmente, pacientes que perderam peso estarão bem-humorados em consultas curtas, deixando de relatar o aumento da frequência de brigas, a diminuição do sono, o aumento da impulsividade e outros sintomas e sinais que indicariam a suspensão do medicamento.

Esses três itens devem ser observados como regra. Assim como uma regra, há, sim, exceções, que devem ser discutidas com o médico responsável.

Por fim, antes de agradecer-lhe a leitura, vale lembrar que você **não** está apto a cuidar de seus problemas nas áreas aqui abordadas só porque leu este livro.

Procure seu médico, além dos demais profissionais de saúde, tão importantes quanto os médicos. E, sempre é bom lembrar, **nunca** se automedique e também **nunca** interrompa uma medicação sem orientação profissional.

Agora sim, é hora de agradecer a leitura e de torcer para que você tenha gostado e aproveitado.

Adriano Segal

Visão de um endocrinologista

Lido com pacientes com problemas endocrinológicos há mais de 40 anos. Pelo menos 70% têm queixa de excesso de peso.

Quando comecei a tratá-los, no fim da década de 1960, a visão predominante era que o ganho de peso devia-se unicamente ao fato de a pessoa ser prostrada, pois comia muito e fazia pouca atividade física.

Muita coisa mudou de lá pra cá, principalmente a partir de 1980. Os estudos começaram a mostrar que o excesso de gordura no organismo deve-se a uma série de fatores dos quais a gula e o sedentarismo são apenas dois.

O meu convívio com pessoas com sobrepeso ou obesas fez-me entender que há várias maneiras de engordar. Não é meu intuito detalhar todas elas, mas uma que vem chamando minha atenção, particularmente porque é cada vez mais conhecida (apesar de não totalmente explicada), é a compulsão alimentar. Cerca de 15 a 20 anos atrás, pessoas que perdiam o controle sobre o que comiam eram consideradas apenas portadoras de uma tremenda falta de força de vontade.

Em breve, a visão será outra: a compulsão alimentar, e particularmente o TCAP, será considerada uma doença, que obedece a fatores químicos, hormonais e neurológicos – embora frequentemente o gatilho da compulsão seja psicológico. É o caso de Simone!

Simone apresenta TCAP típico — e, como afirmou o Adriano, associado a um TBH (esse também em boa parte derivado de uma interação química, hormonal, neurológica e psíquica).

Como fica claro no relato de Simone, a ligação dela com os alimentos hipercalóricos e a preocupação com o peso apareceram bem precocemente. O papel da mãe dela parece fundamental (pelo fato de também apresentar um transtorno alimentar grave) não só pela influência da convivência, mas também — e tão importante quanto — porque os transtornos alimentares têm um componente genético.

Apenas para exemplificar: o que chamamos de fome, saciação, saciedade, impulsão e compulsão alimentar, entre outros fenômenos que norteiam nossa forma de alimentação, obedece a uma série de mecanismos neuroquímicos muito longe de serem totalmente elucidados. Entre esses mecanismos, existe o que influencia uma substância chamada serotonina, que, quando diminuída em nossas sinapses (espaços existentes em nossas conexões nervosas), induz a uma forte necessidade de comermos, principalmente carboidratos e açúcares.

A serotonina está eventualmente diminuída nas conexões nervosas porque há uma proteína transportadora de serotonina (espécie de ônibus transportador) que a tira das sinapses. Mais ainda, há evidências de que muitas pessoas têm excesso dessas proteínas transportadoras e, portanto, têm menos serotonina nas sinapses. Por isso elas têm tendência a comer demais em determinados períodos!

Essas pessoas têm esse "defeito" porque apresentam genes causadores do aumento do número dessas proteínas ou do poder de transportar serotonina. Em outras palavras, a compulsão alimentar causada pela diminuição dos níveis de serotonina no cérebro pode ser transmitida geneticamente!

E isso que acontece com uma única substância, a serotonina, pode acontecer (de outras maneiras) com muitas outras substâncias importantíssimas no que se refere à alimentação. Culpar alguém pelo fato de se alimentar compulsivamente é um atitude baseada apenas na ignorância.

Simone sofre porque detesta "ser gorda". Sofre porque as pessoas a culpam por ser gorda e porque ela mesma se culpa por ser tão fraca para resistir às comidas e por perder o controle.

Só quando ela entende que tem uma doença seu sofrimento diminui. A noção de um estômago possuído é real, porque o estômago (ou a necessidade de se alimentar vorazmente) realmente foge do controle de Simone. E isso é tão comum!

Na medida em que os anos passam, que a experiência aumenta e a literatura médica fornece mais e mais informações sobre o problema, venho descobrindo que grande parte dos pacientes que me procuram tem compulsão alimentar. Acredito que todos nós, em maior ou menor grau, temos eventualmente necessidade de atacar alguns alimentos (ansiedade, irritação, privação de comer por horas, entre outros estados que podem nos induzir a isso), mas o TCAP é um fenômeno crônico, avassalador e causador de grande sofrimento.

É necessário conhecê-lo para diagnosticá-lo e tratá-lo adequadamente.

A historia de Simone é típica. Além de sofrer de TCAP, ela procura por alguns profissionais desqualificados (particularmente os prescritores de "fórmulas" para emagrecer) que simplesmente "detonaram" a cabeça de nossa personagem. E isso é muito comum; estou cansado de examinar pacientes que têm compulsão alimentar e que, devido ao tratamento errado, tiveram queixas clínicas e psiquiátricas graves, como Simone.

Eu também poderia falar dos problemas de saúde que o excesso de peso e provavelmente mais ainda da variação de peso apresentados há anos por Simone podem acarretar. O pai de Simone (com excesso de peso) precisa tomar alguns remédios para as doenças associadas à obesidade e é provável que, em alguns anos, sofra um infarto do miocárdio ou derrame cerebral. Já Simone apresenta colesterol elevado (muito provavelmente em decorrência da alimentação inadequada) e glicemia no limite. Ou seja, caso continue com peso elevado, Simone ficará diabética.

Tão importante quanto o problema de saúde e a parte estética é o sofrimento de Simone por não conseguir se controlar.

Você deve estar com uma pergunta na cabeça: o TCAP tem cura? E a resposta é: não totalmente, pois, repito, é transtorno químico, hormonal e neurológico, mas tem controle.

Como? Com técnicas cognitivas que ensinam a obter controle sobre o que se come e com medicamentos que atuam no centro de compulsão, inibindo-a (exemplo: aumentando os níveis de serotonina nas sinapses).

Mas, basicamente, o primeiro passo para controlar a compulsão alimentar é aceitar que ela é uma doença e que, como tal, deve ser tratada e respeitada. Como endocrinologista, aprendi isso há muitos anos!

Espero que as pessoas que se identificam com Simone (e há tantas) possam extrair boas informações desta história e que amigos, cônjuges, companheiros e parentes das (ou dos) Simones também aprendam a respeitá-las e a ajudá-las.

Alfredo Halpern

Posfácio

Simone **não** existe, claro. Poderia existir, mas não existe. Além de o nome dela ser também o da escritora Simone de Beauvoir, um dos símbolos do feminismo e do existencialismo, é também usado numa interessante fantasia hollywoodiana chamada de "S1MØNE", filme de 2002, escrito e dirigido por Andrew Niccol, estrelado por Al Pacino e Winona Ryder.

Nele, S1MØNE é uma atriz perfeita, de imenso sucesso, porém há um detalhe: ela não existe, a não ser na realidade virtual (o nome vem de **Simulation One**, Simulação Um, em português). Quem manipula o software que a criou e que a mantém em cena é o diretor de cinema representado por Al Pacino. Ela faz tudo o que ele quer. Bem, fizemos isso com nossa protagonista: ela não fez exatamente o que queremos, mas sim o que sabemos ser verossímil e comum na vida de muitas pessoas.

A história de nossa Simone é formada por um patchwork de critérios diagnósticos reconhecidos para as doenças clínicas e os transtornos psiquiátricos citados, associados às nossas experiências profissionais, vindas de um grande número de pacientes de todas as idades, etnias, sexos, classes e religiões.

Portanto, é muitíssimo pouco provável que alguém se identifique **totalmente** com qualquer um dos personagens do livro. Porém, como improvável não é sinônimo de impossível, precisamos esclarecer que qualquer semelhança com fatos ou pessoas da vida real terá sido mera coincidência.

Por outro lado, é lógico que doenças têm sinais e sintomas característicos. Assim, qualquer pessoa com TCAP terá a maior parte dos sintomas de TCAP! Ou seja, pessoas com determinada doença se identificarão parcialmente com qualquer outra que a tiver.

Esse, aliás, é o objetivo do livro: usar um caso fictício de uma doença para discuti-la e apresentá-la, para que, com isso, possamos ajudar o(a) leitor(a) que compartilha dessa doença com o personagem.

Este livro foi imaginado e composto por duas partes: uma ficcional, permeada por sinais, sintomas e tratamentos médicos "diluídos" no meio da história, com linguagem e raciocínio leigo (muitas vezes com gírias e até palavrões) e uma parte técnica ao final do livro, que discute esses aspectos de modo um pouco mais profundo, sugerindo, inclusive, fontes de leitura adicional.

Optamos por não costurar o destino de todos os personagens, que podem apenas ter aparecido sem desempenhar um papel central no fim da história. Dessa maneira, o modelo fica mais parecido com a vida real, já que vários personagens que surgem de repente somem com a mesma facilidade, deixando marcas mais ou menos profundas em nossa experiência.

É fundamental lembrar que nem a parte ficcional nem a teórica substituem o tratamento médico.

Não conhecemos outro livro assim e, por isso, ele foi um desafio extremamente prazeroso. Mesmo que exista algum nesse modelo, o fato de nós não o conhecermos nos deu a sensação de apresentarmos um trabalho original.

Tomara que você tenha gostado de lê-lo tanto quanto nós gostamos de escrevê-lo!

AH & AS
São Paulo, julho de 2010

Leituras sugeridas

Uma mente inquieta — Kay Redfield Jamieson, Ed. Martins Fontes, 2001.

Obesidade não tem cura mas tem tratamento — Adriano Segal, Ed. Prestígio, 2004.

Obesity and mental disorders — Susan L. McElroy, David B. Allison e George A. Bray, Ed. Taylor & Francis, 2006.

Sobre os autores

ADRIANO SEGAL
- Doutor em psiquiatria pela Faculdade de Medicina da Universidade de São Paulo (USP).
- Responsável pela Saúde Mental da Federação Internacional para Cirurgia Bariátrica e Metabólica (IFSO).
- Ex-Presidente da Comissão de Especialidades Associadas da Sociedade Brasileira de Cirurgia Bariátrica e Metabólica (COESAS — SBCBM).
- Psiquiatra do Ambulatório de Obesidade e Síndrome Metabólica do Serviço de Endocrinologia e Metabologia — Hospital das Clínicas — Faculdade de Medicina da USP (AMBOS) e coordenador do Ambulatório de Transtornos Alimentares associados à Obesidade do AMBOS (TAO).
- Diretor de psiquiatria e transtornos alimentares da Associação Brasileira para o Estudo da Obesidade e da Síndrome Metabólica (ABESO).

Alfredo Halpern

- Professor livre-docente da Universidade de São Paulo (USP).
- Criador e chefe do grupo de obesidade Síndrome Metabólica da disciplina de endocrinologia e metabologia da Faculdade de Medicina da USP.
- Responsável pela disciplina "Obesidade" de pós-graduação da USP.
- Fundador e presidente (duas vezes) da Associação Brasileira para o Estudo da Obesidade e da Síndrome Metabólica (ABESO).

Este livro foi composto na tipografia Sabon LT Std,
em corpo 11,5/15 e impresso em papel off-white
no Sistema Digital Instant Duplex da
Divisão Gráfica da Distribuidora Record.